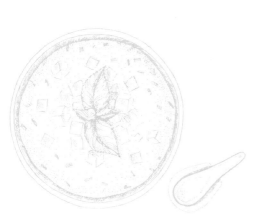

老年人
健康膳食指导

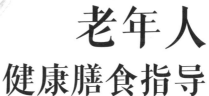

U0388154

主　编　陈　刚　赵　敏

副主编　徐安莉　吴　松　雷志伟

编　委（按姓氏笔画排序）

万艺瑢　朱璧然　刘　晶　李惠颖　吴　松

张　欢　张泽权　陈　刚　周艳艳　赵　敏

柯宇轩　祖丽胡玛尔·吐尔洪　　徐安莉

雷志伟　熊智魁

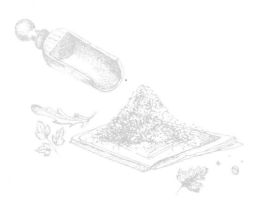

人民卫生出版社
·北京·

图书在版编目（CIP）数据

老年人健康膳食指导 / 陈刚，赵敏主编. -- 北京 ：
人民卫生出版社，2024. 9. -- ISBN 978-7-117-36826-1

Ⅰ. R153. 3

中国国家版本馆 CIP 数据核字第 2024FP9094 号

人卫智网	www.ipmph.com	医学教育、学术、考试、健康，购书智慧智能综合服务平台
人卫官网	www.pmph.com	人卫官方资讯发布平台

老年人健康膳食指导

Laonianren Jiankang Shanshi Zhidao

主　　编：陈 刚 赵 敏

出版发行：人民卫生出版社（中继线 010-59780011）

地　　址：北京市朝阳区潘家园南里 19 号

邮　　编：100021

E - mail：pmph @ pmph.com

购书热线：010-59787592　010-59787584　010-65264830

印　　刷：中煤（北京）印务有限公司

经　　销：新华书店

开　　本：710×1000　1/16　印张：16

字　　数：221 千字

版　　次：2024 年 9 月第 1 版

印　　次：2024 年 10 月第 1 次印刷

标准书号：ISBN 978-7-117-36826-1

定　　价：59.00 元

打击盗版举报电话：010-59787491　E-mail: WQ @ pmph.com

质量问题联系电话：010-59787234　E-mail: zhiliang @ pmph.com

数字融合服务电话：4001118166　　E-mail: zengzhi @ pmph.com

前言

随着全球人口老龄化的加剧，老年人健康问题成为社会关注的焦点。老年人的身体功能逐渐衰退，营养需求也发生了变化，因此建立科学、健康的饮食习惯对于帮助他们保持身体健康、提高生活质量具有重要意义。本书作为一本全面指导老年人健康饮食的综合性指南，旨在为老年人提供实用的指导和建议，帮助他们在饮食方面做出正确的选择。

从中医理论来看，饮食是人体营养的主要来源，也是维持身体健康的重要因素。中医强调"食疗"，认为通过合理的饮食调理可以促进身体健康、预防和治疗疾病。老年人身体功能衰退，中医认为可以通过调整饮食结构、选择合适的食材和烹饪方法等来提高老年人的身体素质和抵抗力。从西医理论来看，老年人营养需求的变化是显而易见的。随着年龄的增长，老年人的身体功能逐渐衰退，容易出现消化系统功能减弱、心血管疾病、糖尿病等慢性疾病。同时，老年人的营养需求也发生了变化，需要摄入适量的蛋白质、维生素和矿物质等营养素。然而，很多老年人缺乏正确的饮食知识和经验，难以选择合适的饮食结构和食材，导致营养不良、身体健康状况不佳。

针对这一现状，本书的编写意义在于结合中西医理论为老年人提供科学的饮食指导，帮助他们建立健康的饮食习惯。基于中医食疗理论，为老年人提供合理的饮食建议和食谱。通过选择合适的食材和烹饪方法，帮助老年人调理身体、增强身体素质和抵抗力。基于西医营养学理论，为老年人提供营养均衡的饮食方案。通过了解蛋白质、维生素、矿物质等营养素的摄入量和新陈代谢的特点，帮助老年人选择营养均衡的食物，确保获得足够的营养。

本书结合中医食疗理论和西医营养学理论，为老年人提供全面的健康饮食指导。通过了解食物的属性和作用、合理搭配食材等方面知识，帮助老年人更好地管理自己的健康状况。同时，本书关注老年人的饮食安全问题，提高老年人的饮食质量，介绍食品储存和保鲜的原则及技巧、食品烹饪和加工的卫生条件等内容，帮助老年人了解饮食安全问题并提高他们的饮食质量。同时还将介绍一些常见食物的禁忌和注意事项，以避免食物中毒等问题。

本书探讨饮食习惯与心态、社交之间的联系，帮助老年人了解自己的饮食习惯并做出更好的调整。通过了解这些因素对老年人健康的影响，我们可以更好地指导他们建立健康的饮食习惯。另外，本书为相关医护人员和家属提供了实用的参考信息，包括老年人营养需求的变化、常见生理状态的影响、饮食结构的构建等内容，可以帮助医护人员和家属更好地了解老年人的身体状况和饮食需求，从而更好地照顾他们。

本书的编写得到了 2023 年湖北省自然科学基金（2023AFD114）以及 2023 年度湖北省高等教育学会教育科研课题项目（2023XA038）的支持，在此表示衷心的感谢。编写过程中，全体编者尽心尽力，希望编写出一本科学、全面的老年人健康膳食指导书，不足之处恳请广大读者及专家指正，以便再版时修订提高。

编者

2023 年 12 月

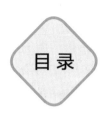

目 录

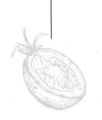

第五章　老年人常用食材及烹饪方法

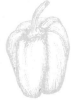

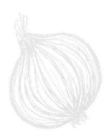

第一章

老年人营养需求

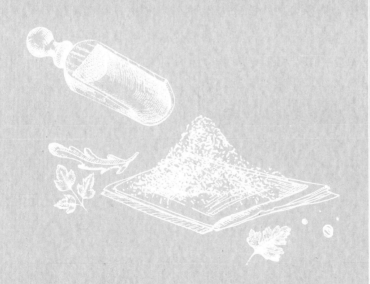

2023 年末，我国 60 岁及以上人口有 29 697 万人（占全国总人口的 21.1%），其中 65 岁及以上人口 21 676 万人（占全国总人口的 15.4%），我国已进入深度老龄化社会。随着经济发展、医学进步和人类寿命延长，老年人口比例还将进一步提高。人体衰老是自然规律，但机体衰老过程出现的早晚以及表现程度受多种因素影响，如遗传、饮食营养、心理、环境、经济条件等。老年以后，人体各方面功能均有不同程度的降低。

老年期是指年龄在 60 岁以上的人生阶段。老年人在生理功能上已有很显著的改变，例如身体各种器官功能降低，各种组织弹性降低，对环境变化的调适能力降低及应变能力较差等，各方面的能力均逐渐退化及老化。到底多少岁开始进入老年期，其实具体的数值很难界定。因为老化是逐渐发生的一种自然过程，很难从年龄上截然划分。身体的细胞组织、器官和整个身体的成长、发育、成熟和衰老，其实是一个连续性的过程，不同组织的细胞寿命长短差异很大，加上每个人的个体差异，因此开始衰老的年龄不同，即使同一个人各器官功能退化的年龄也不一致。老化，即生物体衰老变化的过程。指在生命过程中随年龄增长产生削弱机体适应能力的生物过程的总和，也指器官、组织和细胞由幼嫩到衰老在形态和功能上的衰变。

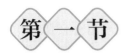

生理特点

一、消化功能的改变

（一）牙齿的变化

在人的一生中，由于长期的咀嚼、刷牙等机械性摩擦，常可造成牙体硬组织的增龄性改变，随着年龄的增长，牙釉质的水含量及有机成分降低、氟含量增加、牙骨质增厚，从而导致根尖孔变小，根管闭塞及髓腔变小等。由于单纯性机械摩擦作用造成的牙体硬组织的慢性磨耗称为磨损。

老年人的慢性磨耗，不论是部分点状磨耗还是整体磨耗，其主要表现均为牙本质过敏，出现遇冷、热、酸、甜等时疼痛不适。牙齿的咬合面磨平，可出现咀嚼无力、食物嵌塞等。而磨耗得不均匀，会产生尖锐的牙尖，损伤颊、舌黏膜，形成溃疡。不均匀的牙尖可出现咬合干扰，导致咬合创伤，并容易造成牙体组织劈裂，出现牙折，包括冠折和根折。由于磨耗、咬合创伤等导致咬合关系改变、垂直距离降低等，可引起老年人的口颌面疼痛、咀嚼肌群和颞下颌关节紊乱等症状。

老年人牙齿方面的疾病如牙周病、龋齿、牙龈的萎缩性变化，可出现牙齿脱落或明显磨损，以致影响对食物的咀嚼和消化。

（二）味觉、嗅觉的改变

1. **味觉的改变** 味觉退化是老年人较为常见的一种现象。引起味觉退化的原因有很多。首先，老年人的舌乳头萎缩，味蕾因受损也大大减少，易出现味觉障碍，甚至导致味觉逐渐丧失。其次，老年人一般都存在口腔疾病，如龋齿、牙周病、牙齿缺损等。这些疾病往往会造成咀嚼困难，影响唾液的分泌，时间久了就会引起味觉减退甚至丧失。此外，很多老年人都患有慢性消耗性疾病，如糖尿病、帕金森病、心血管疾病、肝病、消化道功能紊乱及老年痴呆症等。这些疾病都会影响人的味觉和嗅觉功能。

2. **嗅觉的改变**　嗅黏膜分布于鼻腔内顶部，上皮内嗅细胞的游离面嗅纤毛，可感受空气中化学物质的刺激并转换电信号；其轴索穿过颅底筛板与嗅球的僧帽细胞形成突触，轴突组成嗅束进入脑内，终止于嗅觉皮质中枢。嗅觉的敏感性随年龄的增高而降低，老年人的嗅阈比年轻人有显著升高，与年龄呈正相关性。嗅觉减退将影响老年人的食欲和食品的选择，影响其生活质量。60岁后递减速率加快，神经元变性缺失引起嗅觉敏感性下降和对气味分辨能力的减退，甚至消失。

（三）胃黏膜的改变

随着年龄的增长，老年人胃黏膜萎缩，胃液分泌减少，小肠黏膜上皮细胞减少或萎缩，消化酶水平下降，消化吸收功能减退，大肠蠕动功能下降，易出现食欲减退、消化不良、便秘等现象。由于胃肠消化功能减弱，导致钙、铁及维生素 B_{12} 吸收障碍。由于胃的分泌功能异常以及保护胃肠黏膜的屏障作用降低，盐酸和胃蛋白酶对胃肠黏膜的消化作用使得老年人比较容易患溃疡病，包括胃溃疡和十二指肠溃疡。

（四）消化腺的改变

老年人消化腺体萎缩，消化液分泌量减少，消化能力下降。口腔腺体萎缩使唾液分泌减少，唾液稀薄，淀粉酶含量降低；胃液量和胃酸度下降，胃蛋白酶不足，不仅影响食物消化，也是老年人缺铁性贫血的原因之一；胰蛋白酶、脂肪酶、淀粉酶分泌减少、活性下降，对食物的消化能力明显减退。

（五）解毒能力的改变

老年人肝脏萎缩，肝细胞数减少与代偿性肥大并进，结缔组织增加，部分肝细胞酶活性、合成蛋白质及解毒能力下降，脂肪易于沉积，结缔组织易于增生。血浆白蛋白下降，而球蛋白及纤维蛋白则相对升高，血胆红素水平下降。

二、心血管系统的改变

（一）心脏血管系统的形态改变

1. **心脏增大**　老年心脏重量的增加主要是心肌细胞体积增大导致心室壁肥厚，向心性心脏肥大，左心横径加大，以左心室后壁增厚最为明显。左心房也可轻度增大。

2. **心包膜、心内膜及心瓣膜的变化**　老年人心包变直、增厚、变硬；心内膜由于受血流压力影响可出现增厚，胶原纤维和弹力纤维增生。瓣膜变硬、钙化，可出现瓣膜狭窄及关闭不全，并可在相应瓣膜听诊区听到杂音。

3. **心脏淀粉样变**　老年人的心脏在一定程度上有淀粉样变已被公认。60岁以前不多见，以后随年龄增加而逐渐出现。心脏淀粉样变的发生使心脏的顺应性、心肌收缩均受到影响。

4. **心肌细胞老化**　心肌纤维脂褐素聚积使心脏呈棕褐色萎缩，颗粒较硬，且多为不溶性，在老化心肌中占一定比例时可影响心肌舒缩功能。

5. **血管的变化**　随年龄增长，动脉壁增厚、变硬，弹性下降，钙沉积增多，导致血流阻塞，全身血管阻力增加，血压升高。毛细血管通透性降低，血流缓慢，从而导致血流和组织间代谢物质交换减慢。静脉老化使血管壁增厚，静脉壁张力和弹性下降，从而出现全身静脉压下降。

（二）心脏血管系统的功能改变

1. **心输出量下降**　心输出量呈直线下降，约每年下降 1%。老年人由于心输出量降低，导致对各脏器供血减少，造成心脏泵血功能下降。

2. **血压的变化**　一般来说，收缩压与舒张压均随年龄增长而增高，60岁以后舒张压趋于下降，但收缩压继续上升，导致脉压增大，老年人单纯性收缩期高血压增多。另外，由于老年人血管壁硬化，弹性减少，对压力反应降低，易发生体位性低血压。

3. **房室结功能的变化**　房室纤维组织增生，内肌纤维减少，易导致心率和心脏节律紊乱，或因心率减慢而使心脏发生异位心律失常，休息时心率减慢，运动时最大心率也随年龄增长而降低。

三、神经组织功能的改变

（一）神经细胞数量变化

神经细胞数量逐渐减少，脑重量减轻。据估计，脑细胞数自 30 岁以后呈减少趋势，60 岁以上减少尤其显著，到 75 岁以上时可降至年轻时的60% 左右。老年人中枢神经系统的老化，主要表现为脑组织重量减轻和脑细胞总数的减少。人进入老年后，脑组织逐渐萎缩，重量减轻、容积缩小、血流量减少。据报道，人脑的重量由成熟期高峰至老年高龄可减少6% ~ 11%，脑细胞总数约减少 10% ~ 17%，大脑皮质区的脑细胞数减少甚至可达 45%，小脑约减少 25%，每分钟每 100g 脑组织的血流量由 79ml 下降至 46ml，耗氧率由 3.7ml 减至 2.7ml。由此，老年人可出现一系列脑功能、心理和智力等方面的相关变化。

（二）脑血管硬化

脑血管硬化与年龄有关。随着年龄的增长，脑动脉硬化会进一步加重，主要原因为血液黏稠度的提高，或者由于高危因素，如果有高血压、高脂血症、糖尿病，很容易导致脑动脉硬化，长期脑动脉硬化会导致脑血管疾病，如脑梗死、脑出血等。一些临床研究发现，50岁以上的人，脑动脉硬化症发病慢，多伴有系统性动脉硬化，特别是冠状动脉粥样硬化和动脉硬化。发病的男性多于女性，男女比例约为2：1。研究证明，90%以上的老年人有不同程度的脑动脉硬化，但并非每个人都有临床症状。

四、呼吸功能的改变

（一）呼吸道黏膜功能减退

呼吸道黏膜和淋巴组织退行性变，纤毛上皮细胞及纤毛运动减少，单核巨噬细胞功能衰退，老年人易患呼吸道感染。

（二）肺容量改变

肺活量减少，残气量和功能残气量增大，最大通气量、第一秒用力呼气量等随年龄增大而减少。通气和换气功能改变导致老年人肺的顺应性下降及支气管管壁退行性变，肺顺应性下降，胸廓和肺组织退行性变，包括呼吸肌萎缩、肺弹性纤维减少、胸廓形态改变等，使肺的有效通气量不足。同时，肺血管退行性变，影响肺泡和血流气体的交换。

五、泌尿系统的改变

（一）肾脏和输尿管

老年人肾血管的衰老特征主要是肾血管硬化，表现为肾动脉发生粥样硬化。肾小动脉呈螺旋状弯曲、缩短，管壁内膜增厚，中层弹性纤维增生，直径< 100μm的小血管有透明变性，肾血流量减少。

老年人输尿管肌层变薄，支配肌肉活动的神经细胞减少，输尿管的张力减弱，使尿入膀胱的流速减慢，易产生反流而引起肾盂肾炎。

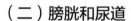

（二）膀胱和尿道

老年人膀胱肌肉萎缩，肌层变薄，纤维组织增生，使膀胱括约肌收缩无力，膀胱缩小，膀胱容量减少。

（三）前列腺

老年人因睾丸萎缩导致性激素分泌紊乱，出现前列腺良性增生肿大，使尿流阻力增大引起尿路梗阻。前列腺肥大的最终结果是引起尿路进行性梗阻，使输尿管、肾盂产生积水，并伴发肾盂肾炎，严重时可产生肾衰竭。

六、生殖系统的改变

（一）女性生殖系统

60 岁以上的老年女性，多数处于绝经后 8 ~ 12 年之间。此期，机体老化，卵巢功能衰竭，主要的生理特征是雌激素水平低落，不足以维持第二性征，骨代谢异常，易发生骨质疏松及骨折。从围绝经期进入老年期，由于卵巢功能衰退，雌激素水平降低，从而影响身体的各个系统，而且器官与组织的变化随着年龄增长越来越明显。

1. **外生殖器的变化**　主要表现为外阴萎缩，皮肤出现皱褶，界限明显丧失，毛囊代谢降低而阴毛稀疏呈灰白色，皮脂腺与汗腺分泌减少。皮下脂肪减少，外阴和阴唇萎缩，阴蒂缩小，神经末梢减少，敏感性降低，前庭大腺分泌活动下降，局部神经有退行性变。

2. **围绝经期生理**　更年期一般开始于 45 岁，历时 10 ~ 20 年，一般分为：绝经前期、绝经期、绝经后期。最明显的生理变化是卵巢萎缩，分泌性激素减少，血中雌激素水平下降，可使血脂、血糖异常，骨吸收增加，引起心血管疾病和骨质疏松；血管运动障碍可产生潮热、出汗等症状；神经精神障碍表现为情绪不稳定、抑郁、烦躁、失眠等。

3. **绝经后期生理** 主要是骨吸收作用增强，骨量不断丢失，导致骨质疏松及骨折；血脂异常、糖代谢异常，冠心病的发病率升高；卵巢功能衰退，雌激素分泌减少，导致身体脂肪分布出现变化，皮肤和肌肉松弛，出现皱纹、斑点等衰老表现。另外，绝经造成内分泌失调，导致身体的正常调节失衡，引起代谢障碍，出现自汗、盗汗、潮热等表现。

（二）男性生殖系统

1. **内生殖器的变化** 睾丸的大小与重量在 20～29 岁时最大，平均为 20～25g，30 岁以后开始缩小，至 60 岁以后缩小明显，重量变轻，到 70 岁仅为青春期的一半。睾丸中分泌雄性激素的间质细胞在中年以后特别是 50～60 岁后可逐渐减少。一般在 50～60 岁后生精能力逐渐下降，精液中精子数减少，活力下降。睾酮分泌减少，肾上腺分泌雄激素随年龄增加而直线下降。老年人输精管管壁增厚，管腔变小，射精管变细，使精子流动速度缓慢。60 岁以后精囊腺萎缩，液体分泌减少，致使精囊中液体量自 20 岁时的约 5ml 下降为 60 岁时的 2～2.5ml，精液量组成也减少。

2. **外生殖器的变化** 青年人与成年人的阴囊皮肤薄而柔软，有少量阴毛，色素沉着明显。老年人阴囊的平滑肌纤维化，阴囊松弛，阴毛变得稀疏。青年人与成年人的阴茎皮肤薄而柔软，富有伸展性，老年人的阴茎皮肤松弛，伸展性下降。老年人阴茎勃起所需时间延长，硬度降低，有时会出现阳痿，即不能勃起。

七、其他方面的改变

（一）皮肤及毛发的变化

人通常在 40 岁以后皮肤开始出现老化特征，皮肤老化征象包括皱纹、色素斑、脱发、白发等，尤其是毛发变灰和皮肤起皱更为明显。皱纹为皮肤松弛所引起的深条纹。随着年龄增长，皱纹在数量范围和程度上都会增加，面部皱纹出现最早，它是衰老变化的重要征象。老年人的表皮与真皮有所变化。表皮细胞数减少，整体变薄，尤其是颗粒层和棘层变薄，平均厚度随增龄而逐渐减小。表皮内色素颗粒在暴露部位即颜面、手背、前臂等处皮肤的基底层增多，称为老年斑。老年人皮肤感觉迟钝主要表现在触觉、痛觉、温觉减弱，毛发也有变化。全身各部位的毛发随着年龄的增长而有所改变。可出现秃发与白发，眉毛变白且大量脱落。个别男性老人眉毛可过度生长，鼻毛逐渐变长或脱落，可变黄变白，嗅毛也随之脱落，净化空气和调节进入呼吸道空气温湿度的生理功能也可减退。腋毛在45岁以后从周围到中央区随增龄逐渐脱落，60岁以后大部分或全部脱落。阴毛大多在60岁以后明显减少。腋毛与阴毛的脱落现象与内分泌功能减退有关，但很少变白。老年人汗腺和皮脂腺也有变化。如汗腺变小，数目和汗液分泌量减少，汗腺功能减退，使皮肤干燥易痒，加上皮脂腺萎缩，皮脂分泌减少，使皮肤和毛发失去光泽并易皲裂。

（二）感觉器官的变化

感觉器官的衰老主要表现在视觉、听觉、嗅觉、味觉与本体感觉的老化。

1. **视觉器官**　老年人的眼球可缩小和内陷，测量眼压可降低；角膜的直径轻度变小或呈扁平化，使角膜屈光力减退引起远视及散光；角膜知觉随增龄而减退，角膜表面细胞数减少；60岁后，有部分老年人在角膜边缘的基质层出现脂肪沉着而形成一个白色的"老年环"，70岁以上老年环的发生率可达75%以上。在老年人的角膜下半部可见横行、长约数毫米的灰色或黄灰色线条，称为老年角膜线，发生的原因是前弹性膜变性及在受眼睑缘压迫发生破裂的部位有黑色素或碱性血红蛋白沉着，在耳侧角膜缘附近可见老年疣。另外，随增龄角膜缘毛细血管硬化、闭塞，使角膜营养缺乏，同时鳞状细胞微绒毛减少，泪液和杯状细胞的黏液分泌均减少，故角膜透明度降低而使视力减退。老年人在视神经纤维束间的血管周围出现结缔组织增生，视神经乳头色泽稍变白，有时在其周围的脉络膜上出现老年性萎缩晕轮或出现浅的凹陷。晶状体随增龄可出现种种变化，晶状体的体积与重量逐渐增加；晶状体中非水溶性蛋白质逐渐增多，致使晶状体的透光度减弱，老年人白内障的发病率升高。

2. **听觉器官**　老年人外耳道皮肤、皮脂腺及耵聍腺萎缩，分泌物减少，腔道变宽，鼓膜因脂肪和胆固醇代谢障碍可变得混浊、增厚，弹性丧失。65 岁以上的老人中，约 1/3 有不同程度的听力障碍，而且听力障碍可影响语言的感觉，从而影响个人行为和社交能力。由于两耳衰老程度不同，因此对声音的定位能力也会出现障碍，这种定位能力的下降，一般发生在 40 岁以后。老年人对各种音频声音的定位均可出现障碍，相对而言，对高音频声音的定位障碍比较明显。

3. **嗅觉器官**　老年人嗅黏膜可完全变性消失，嗅球神经元的数目随增龄而减少、萎缩和变性。人的嗅觉一般在 20 ~ 50 岁时最敏感。50 岁以后，嗅觉的敏感性逐步减退，嗅觉开始迟钝，80 岁以后，85% 以上的老年人嗅觉显著减退。同时，对气味的分辨能力也下降。

4. **味觉器官**　味觉的刺激主要有酸、甜、苦和咸 4 种。老年人由于舌黏膜上的舌乳头逐渐消失，舌表面光滑，味蕾明显减少。自 20 岁开始到 90 岁，每 10 年平均降低 10%。故老人味阈升高，味觉障碍，对酸、甜、苦、咸的敏感性降低。

5. **其他**　由于老年人感觉神经纤维变性、缺失，故振动觉的敏感性下降，阈值提高，尤以下肢表现明显。老年人因脊髓感觉神经根的有髓神经纤维减少 30%，大脑的躯体感觉皮质变薄，外周和中枢感觉通路的突触呈衰老改变，故对躯体部分的认识能力下降，立体判断能力损害，引起位置觉的分辨力下降。

老年人因神经细胞缺失，神经传导速度减慢，故温觉的敏感性可下降。大多数老人对疼痛刺激敏感性减退，一旦被刺伤、扎伤、撞伤后缺乏感觉。有些老年人还可发生无痛性冠心病。

（三）运动系统的改变

人的运动系统通常在 20 岁以后随增龄而骨骼、关节、肌肉逐渐老化，同时功能也逐渐减弱，明显的退行性改变常在更年期以后。

人到了中老年，骨的大小和外形不变，但重量可减轻，从 50～80 岁每增加 10 岁，骨重量男性减轻 5%，女性减轻 7%。随增龄骨质逐渐开始萎缩，长骨和扁骨的内面骨质逐步吸收，变得疏松，骨小梁减少并变细，使骨密度减小。70～80 岁其密度可从正常值下降到一半，且长骨外面有缓慢的新骨生成，使骨外表粗糙，骨皮质变薄，骨髓质增宽，骨胶质减少或消失。由于老年人骨质逐渐减少，使骨质疏松，骨脆性增加，故容易发生骨质疏松症、骨软化与骨折，其发生率女性高于男性。同时，由于老年人退行性椎间盘病变致其厚度减少，以及脊椎骨骨质疏松与塌陷，使脊柱后凸与侧弯，致使老年人身高缩短。

肌肉的生化改变通常是在 40 岁以后，酶系统有 50% 以上活性降低，尤以肌原纤维蛋白、ATP 酶活力下降为著，从事体力劳动者尤为突出。其表现为肌肉变硬，失去弹性，肌力减退。肌肉组织间有脂肪和纤维组织生长时，可使肌纤维的伸展性、弹性、兴奋性和传导性均降低。

由于肌肉老化，使肌肉收缩力减弱，肌肉和韧带萎缩，肌力减退，肌肉疲劳，影响活动。加上老年人脊髓和大脑功能衰退，活动减少，最终导致肌肉动作反应迟钝、笨拙，行动迟缓。

（四）骨骼的变化

骨骼是全身坚硬的系统，由胶原纤维、糖胺聚糖、钙、磷等组成。骨骼也有自己的新陈代谢，新骨生成，旧骨吸收。年轻时，骨骼处于生长、吸收的平衡阶段。中年以后，随着钙质的流失，出现负增长，骨质开始萎缩，老年人则更明显，骨骼开始老化退变，表现为骨质疏松，其特点就是长骨、扁骨内面骨质吸收变薄，外面缓慢形成新骨，形成"内虚外实"的局面，脆性增加，是老年人易骨折的原因之一。

（五）内分泌功能的变化

老年人垂体总量减少，有弥漫性纤维化的表现，分泌促性腺激素的细胞萎缩、缺失。老年人生长激素水平的降低主要表现在老年妇女上，由于生长激素的分泌不足使低血糖加重，组织蛋白合成能力下降。

随着年龄的增长，松果体的特殊产物活性均下降，其所产生的胺类和肽类激素皆减少，使松果体许多调节功能减退，导致老年人适应外界环境节律性改变的能力降低。

（六）性格及精神的改变

1. **情绪改变** 有些老人变得多疑善感，容易激动，可为小事而大发脾气，对周围事物总感到看不惯、不称心；有的还固执己见，自以为是，倚老卖老；有的变得郁郁寡欢，苦闷压抑，情绪低落，或是显得淡漠无情，凡事无动于衷。

2. **智力改变** 记忆力常有减退，以近时记忆较明显，如昨天吃的什么菜，几天前有谁来看望过自己都会想不起来，东西放下就忘，经常要寻找钥匙、眼镜、钢笔等小物件，见到熟人一下子想不起名字，自己也感到精力和脑力不足，空间概念和抽象理解、分析和概括能力都减退，计算能力也会缓慢降低，容易出错，难以学习新的知识。

3. **性格改变** 有的老人显得啰嗦，说话多重复，过于小心谨慎，唯恐出错；有些变得不修边幅，生活懒散，不注意个人卫生；也有的变得幼稚，喜与孩子们在一起，贪吃零食；或变得自私、贪婪，好占小便宜，等等。

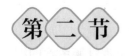

营养需求的变化

衰老给老年人的各种生理功能带来了明显改变，例如，蛋白质代谢减少、脂肪分布改变、咀嚼及消化吸收能力下降等，同时这些改变也会加速衰老的进程。合理的饮食与营养对老年人生理功能、生活质量等起着重要的决定作用，有助于老年保健、延缓衰老和减少疾病。因此，根据老年人生理代谢特点和营养需求，合理的饮食和营养问题十分重要。

一、热能

合理膳食对老年疾病的治疗、康复、保健起着重要作用。碳水化合物、蛋白质、脂肪为三大产热营养素，它们三者的关系十分密切，其来源是否平衡是其中一个重要方面，对各种慢性病如冠心病、高血压、糖尿病，甚至癌症的发生均有重要影响。老年人因为机体功能下降，对于热能的需求也逐渐变少，家中有老人的可以看到，老人吃的要比年轻人少很多，他们对于热量的需求比年轻人要少很多。

二、蛋白质

蛋白质广泛分布于机体几乎所有的组织器官中，生命的产生、存在和消亡都与蛋白质有关，是生命的物质基础和生命活动的主要承担者，具有重要的生理功能。细胞中，除水分外，蛋白质约占细胞内物质的80%。因此，构成机体组织、器官的成分是蛋白质最重要的生理功能。蛋白质在体内是构成多种重要生理活性物质的成分，参与调节生理功能并为机体的生命活动提供能量。

膳食中蛋白质摄入量及在每餐中的分布受到越来越多的关注，全天蛋白质均匀分布，能最大限度地刺激肌肉蛋白质的合成，从而维持或增加肌肉量。这对于肌少症的老年人和在减重饮食中失去肌肉量的肥胖者来说，是一个重要策略。膳食蛋白质符合老年人的需要时，可维持正常代谢，生成抗体，抵抗感染，有利于疾病恢复。相反，蛋白质供给不足时，会出现体重减轻，易患贫血，容易感染疾病；创伤、骨折不易愈合；严重缺乏时，血浆蛋白降低，可引起水肿。此外，老年人罹患癌症与蛋白质摄入量不足也有一定关系。但是，蛋白质摄入过多会造成肾脏负担。食物蛋白质在体内代谢所生成的尿酸、氨、酮体等累积过多，可导致衰老；而氨还对机体有毒性，不仅会增加肝脏负担，还会增加胃肠负荷，引起肝肾受累及消化不良等症。所以，蛋白质的摄入量要适当。

三、碳水化合物

碳水化合物即糖类化合物，易于消化吸收，是人体最重要的能源物质，可为人体提供大部分能量。国外研究表明适当降低碳水化合物的摄入比例，用蛋白质或脂肪来替代部分碳水化合物的摄入量可以降低受试者的血压。碳水化合物摄入占总能量比例 ≥ 60% 时，高血压患病率明显增加，以收缩压升高最为显著。这与蛋白质和脂肪摄入量的减少有关，与年龄、吸烟、饮酒、人体测量指标及总能量、碳水化合物、钙、钠及钾等摄入量无关。

有关研究表明碳水化合物摄入量越多，发生年龄相关性白内障的危险性越高。这可能是由于与其他细胞和组织不同，为晶状体提供营养素的液体——眼房水对葡萄糖的吸收和利用较为缓慢。试验研究表明，晶状体蛋

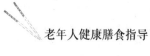

白质持续暴露于葡萄糖浓度较高的环境中会导致蛋白质发生氧化、交联、聚集以及沉淀等改变，最终晶状体内形成蛋白质聚集体，从理论上说，当聚集体增大到一定程度时，就开始分散光线。另外，碳水化合物还可以通过升高血糖使发生白内障的危险性增加。

四、脂肪

脂肪是人体主要储存和供给能量的物质，是人体不可缺少的营养素。在正常情况下，人体所消耗的能源物质中有 40%～50% 来自体内的脂肪。同时，脂肪也是构成人体细胞膜、神经髓鞘膜等组织的重要成分；提供必需脂肪酸和脂溶性维生素，并促进脂溶性维生素的吸收；脂肪还可以维持体温并保护内脏器官；适量的脂肪可增加膳食的美味和饱腹感。

老年人由于胆汁酸分泌减少，脂肪酶活性降低，对脂肪的消化吸收功能下降；体内脂肪分解排泄迟缓，血浆脂质升高，因而老年人脂肪的摄入不宜过多，特别要限制高胆固醇、高饱和脂肪酸（SFA）的动物性脂肪及肝、脑、蛋黄等的摄入。适量的脂肪供给可改善菜肴风味，促进脂溶性维生素的吸收，供给机体必需热量，是人体不可缺少的营养素。

脂肪是产热能比较多的物质，大部分存在于动物食物中。动物脂肪食物许多含有大量的脂肪酸，胆固醇含量也比较高，所以脂肪摄入过多，尤其是动物性脂肪摄入过多，可引起肥胖、高脂血症、动脉粥样硬化、冠心病等。因此，中老年人脂肪摄入量不宜过多，一般以不超过总热能的 25% 为宜。老年人脂肪摄入量一般应控制在每日每千克体重 1g 以下，除了各种食物中所含脂肪外，食用油的选择应尽量少用动物油脂，而食用豆油、葵花籽油、花生油等植物油。

五、维生素

（一）维生素 C

维生素 C 具有多种作用，介绍如下。对于患有骨质疏松症的老年人，在补充钙的同时服用维生素 C 可以促进钙的吸收。便秘是老年人的常见病，补充维生素 C 可以预防和治疗老年便秘。老年人易患贫血，当补充铁以纠正贫血时，可适当服用维生素 C 以促进铁的吸收。同时，因为维生素 C 具有抗氧化的作用，所以老年人服用维生素 C 可以抗衰老。维生素 C 具有抗自由基作用，不仅能延缓衰老，还能减少和消除老年斑，降低血压和血脂。患有动脉硬化、高脂血症和高血压的老年人经常补充维生素 C，可以软化血管，预防动脉硬化，降低血压和血脂。老年人大多身体虚弱，易患感冒，维生素 C 具有抗病毒和防寒作用。

（二）维生素 A

首先，维生素 A 对老年人免疫力的提升具有重要作用。随着年龄增长，老年人的免疫系统功能逐渐下降，容易受到感染和疾病的侵袭。维生素 A 是免疫细胞的重要营养物质，可以增强免疫系统的功能。充足的维生素 A 摄入可以提高老年人对感染和疾病的抵抗力，减少患病风险。特别是对于呼吸道感染、尿路感染等常见疾病，维生素 A 的充足摄入可以帮助老年人更好地应对。

其次，维生素 A 对老年人眼睛健康起着重要作用。老年人常面临眼部问题，如白内障、黄斑变性等。维生素 A 是视觉色素的重要组成部分，对维持正常视力和眼睛健康起着关键作用。充足的维生素 A 摄入可以延缓眼睛衰老过程，减少眼部疾病的发生风险。

最后，维生素 A 还对老年人的骨骼健康至关重要。随着年龄的增长，老年人骨密度下降，易患骨质疏松症等骨骼相关疾病。维生素 A 参与调节骨骼生长和细胞分化，有助于维持骨骼健康。通过充足摄取维生素 A，可以减少老年人骨质疏松症的风险。

（三）维生素 D

维生素 D 是脂溶性维生素，主要功能是促进小肠黏膜细胞对钙和磷的吸收，促进钙盐更新及新骨生成，促进皮肤细胞生长、调节免疫功能。维生素 D 的补充有利于防止老年人的骨质疏松症。在临床上，维生素 D 可以作为药物治疗佝偻病、软骨病、骨质疏松、甲状腺功能减退、银屑病等病症；作为食品饮料添加剂，它可添加于牛奶、乳制品、饮料、饼干、糖果中，用于预防维生素 D 缺乏症；维生素 D 作为家禽和家畜的饲料添加剂，可增加肉、蛋、奶的产量，提高其营养价值。维生素 D 对人体非常重要，如果老年人缺乏维生素 D 可以导致骨质疏松，使骨骼脆性增加，外伤以后发生骨折的概率增加。因此，建议老年人日常生活中多补充维生素 D。

（四）维生素 E

随着老年人的年龄增长，体内的脂褐素逐渐增加。脂褐素是细胞中某些成分被氧化分解之后产生的沉积物，是衰老的重要指征之一。适量补充维生素 E 可以减少老年人细胞中脂褐素的形成。另外，维生素 E 还可以改善老年人的皮肤弹性，减轻性腺萎缩。当患者体内维生素 E 缺乏时，血小板的聚集和凝固将会增强，增加心肌梗死和中风的风险。维生素 E 能抑制磷脂酶 A_2 的活性，减少血小板血栓素 A_2 的释放，从而抑制血小板的聚集，并能在一定程度上调节血小板的黏附和聚集。

（五）硫胺素

老年人对硫胺素（维生素 B_1）的需要与一般成人相似，但由于硫胺素在谷皮、谷胚中含量较多，所以喜食精白米面且饮食单调的老年人，易发生硫胺素缺乏症。患者可出现浮肿、肢端发麻或感觉迟钝以及心音异常等。因此，老年人膳食不宜过于精细，适当吃点粗粮可调剂伙食并有利于预防硫胺素缺乏。还要注意硫胺素的其他食物来源，使饮食多样化。另外，硫胺素可以保护神经系统，促进消化，维持肌肉、心脏等正常活动，减少有毒代谢产物的积聚，还可降低血糖。

（六）核黄素

核黄素（维生素 B_2）能够预防和缓解皮肤黏膜炎症的发生，如口角炎、唇炎、舌炎、睑缘炎、结膜炎等。还可参与体内的能量代谢。

（七）烟酸

烟酸（维生素 B_3）是一种人体中不可缺少的维生素，有扩张末梢血管和降低血胆固醇作用，可用于治疗高脂血症、缺血性心脏病、动脉硬化等疾病。

六、无机盐和微量元素

（一）钠

人体内的钠主要来自食盐中的氯化钠，一般情况下不易发生缺乏。但钠摄入过多却危害很大，摄食过咸食物可能因钠在体内过多潴留，导致循环血量增加，易诱发高血压、心脏病及浮肿等疾患。故老年人应控制食盐摄入，每天摄入量最好控制在 10g 以下，患有高血压、冠心病的老人则应把食盐摄入量控制在每天 5g 以下，尽量少食含盐较多的卤制品、咸腌食品。

（二）钙

老年人常因胃酸分泌减少、胃肠功能减退，使钙的吸收减少，加上体内代谢过程中对钙的储存及利用能力下降，常发生钙负平衡状况。随着年龄增长，骨组织的重量逐渐减少，大约每 10 年男性骨质可减少 4%，女性可减少 8% ~ 10%，易发生骨质疏松症，特别是高龄老人及分娩次数多的老年妇女更常见，严重者易发生骨折。为避免这种情况发生，老年人每日膳食应注意摄入一些含钙丰富的食品，如牛奶、大豆及豆制品、芝麻酱、木耳、海带等，经常晒太阳使皮肤中 7 – 脱氢胆固醇转变为维生素 D_3，以促进钙的吸收利用，必要时还可口服钙制剂、骨粉和维生素 D 制剂。建议老年人每日膳食钙供给量为 600mg。

（三）铁

老年人对铁的吸收利用能力下降，容易发生缺铁性贫血。缺铁是世界性的老年营养问题。而食物铁的吸收率较低且受许多因素影响。植物性食物中的铁吸收率一般 < 10%，膳食中植酸盐、草酸盐的存在以及胃酸缺乏时均可影响铁吸收。动物性食物中的铁一般多为血红素铁，可直接被人体吸收，吸收率高于植物性食物且影响因素较少，一般吸收率可达 20% 左右。含铁较丰富的食物有大豆及其制品、黑豆、豌豆、芥菜、香菜、桂圆、猪肝、猪肾、虾子、淡菜、芝麻酱等。此外，炒菜时宜选用铁锅。

（四）钾

钾有降血压、保护心脏健康，调节肌肉收缩、预防肌肉痉挛和疼痛，支持神经系统，改善疲劳和注意力不集中的作用。高钠水平的饮食，会升高血压，特别是对那些血压已经很高的人来说非常危险，而富含钾的饮食，会帮助人体去除多余的钠，来降低血压。而且，钾对心脏健康也可起到保护作用，这是因为钾和钙、镁等矿物质结合，可以防止液体积聚在细胞内，而细胞内液体积聚，会升高血压，导致心悸、动脉狭窄或循环不良。因此，钾对于高血压的老年人来说是非常重要的营养素。

（五）锌

老年人缺锌时可致味觉失灵，严重时可使心肌梗死、慢性肾炎、关节炎等疾病的发病率升高，故老年人应注意膳食锌的补充。含锌量相对比较丰富的食物有瘦肉、鱼类、豆类及小麦，尤其是麸皮中含量较高，所以膳食不宜过于精细。必要时亦可服用硫酸锌口服溶液。

（六）氟

氟是人体必需的微量元素之一，饮食中氟的摄入不足，易致龋齿，老年人则易发生骨质疏松症。氟在粮食及蔬菜中含量不高，许多地区饮水中含量也很低，但茶叶中含氟量较高，故提倡老年人适当饮茶，可减少因缺氟引起的骨质疏松症的发病。

（七）铬

铬是体内葡萄糖耐量因子的重要组成成分，与葡萄糖耐量有关，还能降低血胆固醇，升高高密度脂蛋白，有利于防治动脉粥样硬化。故老年人应注意膳食铬的补充，含铬丰富的食物有啤酒、粗制糖、黑胡椒、瘦肉等。

（八）硒

硒与心肌代谢有关，缺硒会引起心肌损害及使某些肿瘤发病率升高。老年人对硒的补充不容忽视，含硒量相对丰富的食品有瘦肉、豆干等食品。

七、水

老年人细胞内液量减少，同时老年人饮水欲望减退会加重体内水分的不足，故老年人应养成饮水习惯，每日摄入水量应控制在 2 000ml 左右。在膳食安排上，应适当增加一些汤、羹类食物。正确的饮水方法应是少量多次。清晨饮适量开水，有利于刺激食欲、促进循环。

八、膳食纤维

膳食纤维能够促进胃肠道蠕动，加快食物的消化、吸收，帮助粪便排出体外，对便秘有治疗作用。膳食纤维可以降低糖分的吸收速度，使血糖上升缓慢，控制血糖浓度，适合糖尿病患者。膳食纤维具有较强的饱腹感，是减肥时期的理想食物。因此，老年人应多食用富含膳食纤维的食物，其对于降低血糖、血压都有很好的作用，还可帮助老年人改善消化，促进吸收。

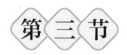

营养素的缺乏对身体的影响

与青年人相比，老年人身体功能逐渐出现不同程度的衰退，如消化能力下降、味觉改变、慢性疾病增加等。老年人的身体常处于衰弱状态，营养供给与消耗失衡，易合并多种慢性病。其中，营养素的缺乏在老年人群中普遍存在，发生率高达 40% ~ 60%。

一、缺乏蛋白质

蛋白质是构成身体体细胞的基本单位，我们的身体要正常运转必定离不开蛋白质的支持。由于老年人的饮食结构和吸收能力发生了许多变化，他们往往面临着蛋白质摄入不足的困境。随着年龄增长，老年人的胃口往往会减小，饮食摄入量减少；口腔问题、嚼食困难等也会降低他们对蛋白质的吸收能力。另外，一些老年人可能由于经济条件有限或者其他原因，选择了便宜而营养不均衡的食物，导致蛋白质摄入不足。老年人缺乏蛋白质常会引起以下表现：

（一）肌肉退化

蛋白质是肌肉组织的重要组成部分，缺乏蛋白质会导致老年人肌肉退化，表现为肌肉萎缩、无力、走路酸软等。因此，保证足够的蛋白质摄入对老年人维持肌肉健康至关重要。

（二）免疫力下降

蛋白质是免疫系统的基础，缺乏蛋白质会导致老年人免疫力下降，容易感染疾病。

（三）骨质疏松

蛋白质在骨骼组织结构中起到重要作用，缺乏蛋白质会导致老年人骨质疏松，易发生骨折等问题。

（四）水肿

蛋白质起着维护身体渗透压平衡的作用，如果缺乏蛋白质，会使得体内渗透压降低，组织液聚集，出现水肿。

（五）营养不良

蛋白质是身体正常生理功能所必需的营养物质，缺乏蛋白质会导致老年人营养不良，影响身体健康和日常生活。

二、缺乏维生素

维生素是维持机体生命活动不可缺少的营养物质，对生理功能老化及抵抗力减弱的老年人来说，维生素的作用很重要。人体所需的维生素有很多种，而老年人随着年龄增加，身体各项代谢功能都呈现退化的状态。

（一）维生素C

老年人缺乏维生素C时会觉得易疲劳、乏力和烦躁，可能发生体重减轻、肌肉萎缩和关节疼痛。缺乏维生素C几个月后，可出现坏血病（维生素C缺乏症）症状，表现为皮下出血（特别是毛囊周围或出现青紫）、牙龈出血和关节内出血。牙龈变得肿胀，呈紫色和海绵状，最终出现牙齿松动。头发变得干枯、易断、卷曲，皮肤变得干燥、粗糙，呈鳞屑状。腿部可能有积液。有时可见贫血。还可能出现感染，且伤口不易愈合。

（二）维生素A

老年人缺乏维生素A可能会出现多种表现，包括视力下降、夜盲症、干眼症、免疫力下降、皮肤干燥、头发脆弱等。视力下降和夜盲症是维生素A缺乏的主要表现，因维生素A是视网膜视紫红质的重要组成成分，缺乏维生素A会影响视网膜对光的感知能力，导致视力下降和夜盲症。维生素A也对皮肤和黏膜有重要作用，缺乏维生素A会导致皮肤干燥和头发脆弱。另外，维生素A还可以调节免疫系统功能，缺乏维生素A会导致免疫力下降，增加感染风险。

（三）维生素D

维生素D是人类必需的脂溶性维生素，在维持血钙和磷水平稳定中发挥重要作用，有利于骨骼正常矿化、肌肉收缩、神经传导以及细胞基本功能的实现。由于维生素D难以从日常饮食中获取，各年龄段普遍存在维生素D缺乏的情况。对于一些身体虚弱的老年人来说，维生素D缺乏会导致肌肉无力，频繁感到疲劳、双腿沉重，从椅子站起来都可能会很吃力。维生素D的作用是调节钙、磷代谢，促进肠内钙磷吸收和骨质钙化，维持血钙和血磷的平衡。缺乏可能会导致体内新陈代谢不平衡，也会出现厌食等现象。

（四）维生素B

维生素 B_1 的作用是维持体内正常代谢、促进胃肠蠕动等，缺乏可能会导致消化吸收能力减弱，食量减少和心神不定等。维生素 B_2 参与体内生物氧化和代谢过程，缺乏维生素 B_2 可能会出现脂溢性皮炎和阴囊炎。作为水溶性维生素，B族维生素会在某些因素影响下加速流失，如年龄衰老、某些药物、长期的不良习惯等。老年人因年龄逐渐增大，易患各种疾病，平时服用的药物也较多；注意补充 B 族维生素，对于保持身体健康，减少疾病风险，有很大的益处。

三、缺乏无机盐和微量元素

缺乏无机盐和微量元素对人体可以产生广泛影响，因为它们在身体的各种生理过程中起着重要作用。

例如，钙：对骨骼和牙齿的形成和维持至关重要，缺乏钙可能导致骨质疏松和牙齿问题。钾：维持神经和肌肉功能正常，特别是心脏功能，缺乏可能导致心律不齐和肌肉无力。镁：参与多种酶系统活性和神经肌肉传导，缺乏可能引起肌肉痉挛和心律不齐。铁：血红蛋白的组成成分，缺铁可能导致贫血。锌：参与多种酶的活性，缺乏可能影响免疫系统和生长发育。碘：甲状腺激素的重要组成部分，影响代谢，碘缺乏可能导致甲状腺功能减退和甲状腺肿大（甲状腺肿）。硒：抗氧化剂，参与甲状腺激素代谢和免疫功能，硒缺乏可能增加感染风险和甲状腺问题。铬：参与葡萄糖代谢，有助于血糖稳定，铬缺乏可能影响血糖控制。铜：参与铜蛋白的合成，影响铁代谢和组织结构，缺乏可能导致贫血和神经系统问题。

这些无机盐和微量元素虽然在身体中所需量较少，但它们对维持正常生理功能至关重要。长期缺乏这些营养素可能导致严重的健康问题，因此保持均衡饮食，以及必要时通过补充剂补充这些营养素是非常重要的。

第二章

老年人的常见生理状态

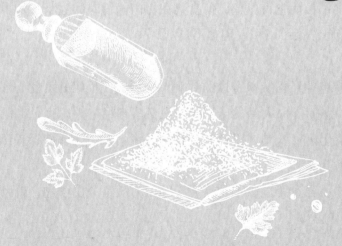

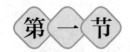

消化系统

一、消化不良

（一）引起消化不良的原因

1. 饮食因素

（1）不良饮食习惯：如食用生冷、辛辣、油腻等刺激性食物，导致胃液分泌失调，胃内消化不足，引起消化不良。

（2）饮食不规律：饥饱不均和暴饮暴食，胃部处于饥饿状态或食物在胃内停留时间过长，均会导致胃黏膜受损，胃液分泌紊乱，从而导致消化不良。

（3）长期饱食：长期吃得过饱，使食物在胃内停留时间过长，加重肠胃负担，导致胃液分泌紊乱，引发消化不良。

2. 情志因素

（1）负性情绪对神经系统兴奋性的影响十分明显，长期的负性心理应激如孤独、失望、悲痛等向大脑发出信号，使交感神经中枢兴奋，抑制胃肠道功能，引起消化不良。具体路径为：负性情绪刺激→交感神经兴奋→胃肠道抑制→消化不良。

（2）负性情绪易导致肾上腺素和皮质醇等压力激素分泌增加，胃肠道蠕动减慢，引起消化不良。

（二）调整饮食，改善消化不良

1. 进食健胃消食的食物

（1）小米中含有优质蛋白和维生素，熬粥后不仅能够保护胃黏膜，还能促进消化；南瓜中的果胶和膳食纤维能促进肠胃蠕动，有利于胃内食物消化；山楂中的有机酸与维生素 C 有利于胃内食物消化，维生素 C 还能帮助消食；木瓜含有非常丰富的木瓜酵素，能够缓解消化不良。

（2）苹果、梨、橙子、猕猴桃中不仅含有果酸，还具有含量丰富的膳食纤维，可促进消化。同时，水果也能够通过人体的胃肠神经系统、中枢神经系统调节胃肠激素分泌，促进胃内食物的消化。

2. 进食容易消化的食物

（1）面条、紫薯粥、馄饨等流质类食物，不仅易于消化，还具有养脾养胃的功效。

（2）建议进食富含蛋白质的食物如鱼肉、鸡蛋、牛奶等；老年人在饮用牛奶时还需注意糖类摄入，尽量饮用低糖脱脂牛奶。

（3）富含 B 族维生素的食物如粗粮等，可加快消化。

3. 避免进食生冷、辛辣、油腻等对胃肠刺激性大的食物。

二、便秘

（一）引起便秘的原因

1. 饮食因素

（1）不良饮食习惯：食用动物性食物较多，而谷类食物和蔬菜较少，导致饮食中膳食纤维较少，肠蠕动减慢，引起便秘。

（2）不良饮食行为：喜欢食用辛辣食物、饮酒，导致肠道积热，损耗津液，干涩失润，粪便变干，不易排出；或饮水过少，使人体对水的重吸收增加，肠道中的水分减少，粪便变干，不易排出。

2. 情志因素　老年人易产生负性情绪，而负性情绪会影响身体脏器功

能。中医认为，忧愁思虑则伤脾，忧郁恼怒易导致肝郁气滞，气机升降失常，糟粕停留在体内，不能下行，或欲便不出，引起便秘。

（二）调整饮食，改善便秘

1. **食用含粗纤维丰富的水果和蔬菜**　水果如香蕉、苹果、梨、橙子、柠檬等，蔬菜如黄瓜、番茄、芹菜、菠菜等，富含可溶性膳食纤维，促进消化吸收及肠蠕动，改善便秘。

2. **多食用富含 B 族维生素和润肠的食物**　如粗粮、豆类、银耳、蜂蜜等。

3. 尽量避免食用辛辣食物，以及避免饮酒、浓茶、咖啡，防止便秘加重。

三、牙齿和口腔问题

（一）引起牙齿和口腔问题的原因

1. **饮食因素**

（1）食用甜食、油腻、辛辣食物过多。中医认为，此类食物容易造成脾胃积滞，运化失调，或滋生阴火窜扰牙龈，致使牙龈肿痛与出血，并常伴有口渴、口臭等，重者导致口腔溃疡。同时，甜食食用过多，口腔中的变形杆菌能够将食物中的糖分转化为酸性物质，腐蚀牙齿，长时间则容易引起龋齿、牙齿敏感问题。

（2）酸性食物食用过多，如柠檬、柑橘等，此类食物会软化牙釉质，易造成牙齿受损。

（3）食用过于坚硬的食物，如坚果、硬糖等，在食用硬质食物的过程中，食物会对牙齿产生较大压力，容易造成牙齿磨损。

（4）食用色素较多的食物，如咖啡、浓茶等，该类食物中的色素容易沉积附着在牙齿表面，导致牙齿变黄、变黑。

（5）食用过于精细的食物，该类食物容易在牙面形成软垢，口腔中的细菌则会分解、利用这些软垢产生酸性物质或毒素，作用于牙面易导致龋齿，作用于牙龈易导致牙龈肿痛甚至牙龈出血，作用于牙槽骨则导致牙周病。

2. 习惯因素

（1）单侧咀嚼：老年时期牙齿已受到一定程度磨损，如果总是习惯用一侧咀嚼食物，就会对牙齿造成进一步的伤害，容易导致牙釉质脱落及龋齿。

（2）吸烟：吸烟除了会使色素沉积导致牙齿变黄、变黑外，还会导致牙龈萎缩、牙根外露以及牙龈黏膜变性，从而引起牙周病等问题。

（3）不良的刷牙习惯：尤其是睡前不刷牙，食物残渣在口腔中与口腔细菌发生反应，容易导致龋齿和牙龈炎。

（二）调整饮食，改善牙齿和口腔问题

1. 适当食用粥类、面食类软质食物，防止牙齿磨损。

2. **食用含有丰富维生素的非酸性水果、蔬菜类** 如胡萝卜、西蓝花、卷心菜、芹菜、洋葱、苹果等，水果中的维生素不仅能够帮助养护牙齿，还够促进牙龈组织新陈代谢，具有杀菌消毒作用。另外，水果中的膳食纤维还能保护牙釉质，防止牙齿受损。蔬菜中的矿物质与维生素，能够起到消毒杀菌作用，保护牙齿，预防口腔问题。

3. **食用菌类食物** 如蘑菇、香菇、杏鲍菇、木耳等，菌类食物具有较强的抗菌消炎作用，能够抑制口腔中的细菌繁殖，清洁口腔，还能在一定程度上抑制牙龈出血和牙周病的发生。同时，菌类食物含钙、磷较为丰富，能够增加牙齿硬度，减轻牙齿磨耗。

4. **食用奶制品** 如牛奶，牛奶中含有大量的钙和维生素，不仅能够在一定程度上增加牙齿硬度，还能预防龋齿及各种口腔问题。

5. 尽量避免食用甜腻、辛辣、油腻等刺激性强食物及过于坚硬的食物。

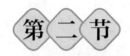

运动系统

一、肌肉疲劳

（一）引起肌肉疲劳的原因

1. **活动量过大**　长期活动量过大，导致过度劳累，会引起肌肉疲劳。

2. **习惯因素**

（1）不良的饮食习惯：摄入糖分过少，导致机体不能够正常地合成肌糖原，在机体活动时容易引起肌肉疲劳。

（2）睡眠不足：长期熬夜，身体没有得到足够休息，在机体活动时容易出现疲乏症状。

（3）缺乏运动：老年人身体免疫力本来就有一定程度的下降，在缺乏运动的情况下，身体的免疫力进一步降低，容易引起肌肉疲劳等问题。

（二）调整饮食，改善肌肉疲劳

1. **食用富含蛋白质的食物**　如鸡肉、鱼类、鸡蛋、豆制品、坚果类等，蛋白质能够帮助肌肉修复和增长，恢复肌肉疲劳。

2. **适量食用含有复杂碳水化合物的食物**　如燕麦片、糙米、全麦意大利面、全麦面包等，此类食物能够提供长时间的能量，帮助恢复肌肉疲劳。

3. **适量食用含有丰富钠和钾的食物**　如鲑鱼、虾、香蕉、苹果、西红柿、牛肉等，钠和钾是机体将食物转化成能量的重要矿物质，适量食用有助于恢复肌肉疲劳。

二、关节疼痛

（一）引起关节疼痛的原因

1. **急性 / 慢性损伤**

（1）外力碰撞关节，导致关节过度伸展扭曲，造成关节骨质、肌肉、韧带等结构损伤，引起关节疼痛。

（2）持续长久的慢性机械损伤，如运动过度、关节长期负重，长期摩擦关节面，造成关节软骨的累积性损伤，久而久之则引起关节疼痛。

2. **饮食因素**

（1）进食过多高嘌呤食物：如动物内脏、海鲜、豆制品、蘑菇等，导致嘌呤摄入过多，嘌呤在体内转化为尿酸，尿酸在体内形成尿酸盐时，尿酸盐结晶沉积在关节滑膜处，引起关节疼痛。

（2）高热量饮食：进食过多油腻、甜腻食物，如肥肉、蛋糕、甜点等，使机体内血脂升高，体内代谢物增多，体形肥胖，增加关节负担，引起关节疼痛。

（二）调整饮食，改善关节疼痛

1. **食用富含硫的食物**　如芦笋、鸡蛋、洋葱等，硫是软骨与结缔组织修补与重建所需的重要元素，能够帮助关节软骨和组织的修复与再生，从而缓解关节疼痛。

2. 采用健康、均衡的饮食，减少高热量和高脂肪食物的摄入，增加蔬菜、水果和全谷类食物的比例，减少体重，减轻关节负担。

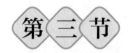

泌尿生殖系统

一、排尿困难

（一）引起排尿困难的原因

1. **饮食因素**

（1）食用过多高脂肪、高热量食物：长期摄入过量脂肪可导致类固醇合成增多，影响男性前列腺功能，引起排尿不畅。

（2）食用过多辛辣刺激食物：此类食物会加快血液循环，使前列腺充血增大，引起排尿不畅。

2. **习惯因素**

（1）长期久坐：久坐使会阴部受压，处于长期充血状态，引起排尿困难。

（2）憋尿：经常憋尿易导致膀胱过度充盈，膀胱逼尿肌张力削弱，引起排尿困难。

（二）调整饮食，改善排尿困难

1. **适当食用富含水分的食物**　如西瓜、梨、黄瓜、生菜、菠菜、青椒等，这些食物能够促进老年人的新陈代谢，进而改善排尿困难；但西瓜性凉，糖分含量较高，老年人应适量食用。

2. **食用有助于利尿、清热解毒的食物**　如冬瓜、西红柿、莴苣、赤小豆，这些食物具有利尿除湿、清热解毒的作用，能够有效改善排尿困难。

二、尿频尿急

（一）引起尿频尿急的原因

1. 饮食因素

（1）食用生冷、辛辣等刺激性较强的食物：此类食物进入人体后刺激膀胱黏膜，引起膀胱黏膜充血、肿胀，刺激大脑产生尿意，出现尿频尿急。

（2）过多食用富含水分的食物：如西瓜、黄瓜、菠菜等富含水分的水果和蔬菜，这些食物中含有较多电解质，进入人体后容易造成体内渗透压升高，抗利尿激素分泌减少，产生尿意，出现尿频尿急。

2. 习惯因素

（1）卫生清洁不到位：衣物没有及时更换，未保持下体清洁，细菌引起尿路感染，出现尿频尿急。

（2）长期精神紧张：支配膀胱的副交感神经兴奋性增高，以致膀胱逼尿肌持续收缩，膀胱括约肌松弛，排尿反射亢进引起尿频。

（3）过量饮水：体内水分无法被充分吸收利用，刺激膀胱迅速产生尿意，出现尿频尿急。

（二）调整饮食，改善尿频尿急

1. 尽量避免食用生冷、辛辣等刺激性强的食物。

2. 少量或不食用甜食，少量食用富含水分的水果及蔬菜。

3. 食用温补、清补类食物，如山药、韭菜、黑芝麻、糯米、薏米、绿豆、鸭肉、猪肝等。

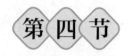

脉管系统

心血管老化

（一）引起心血管老化的原因

1. 饮食因素

（1）高热量饮食：热量摄入过多容易引起机体的氧化应激反应，损伤细胞和血管，加重心脏负担。

（2）高糖饮食：糖类摄入过多导致血糖水平升高，机体代谢负担加重，糖尿病风险增加，引起细胞与血管、心肌损伤。

（3）高盐饮食：盐分摄入过多导致机体内的钠离子含量过高，引起水钠潴留，血压升高，易致血管内皮细胞受损、血管硬化。另外，血压升高，心脏泵血功能增强，还会加重心脏负担，并且容易导致身体发生炎症反应，加速心脏衰老。

（4）高脂饮食：导致血脂升高，引起并加重动脉粥样硬化，影响心脏供血。

（5）饮酒过量：酒精引起交感神经兴奋，加快心率，使心脏排出量增加。此外，过量饮酒影响血脂代谢，增加心血管动脉硬化的风险，影响心脏供血。

2. 习惯因素

（1）嗜烟嗜酒：烟草中含有尼古丁等有害物质，这些物质易附着在血管内壁上，损伤血管，还与酒精一起刺激心脏的交感神经，而交感神经兴奋导致心跳加快，心肌收缩力增强，心肌耗氧量增多。

（2）睡眠不规律：长期熬夜导致睡眠不足，内分泌失调，血液黏稠度增加，引起心肌耗氧量增多，加重心脏负荷。

（3）缺乏运动：长期适量的有氧训练能够维持细胞活力，提高血管功能，增强心肌收缩力；但若长久不动，尤其是老年人血管与心脏功能已经出现老化，再缺乏锻炼导致体质下降，血液黏稠度增加，则会降低心脏功能。

（4）暴饮暴食：食物摄入量过多，吃饭速度过快，身体不仅容易肥胖，而且会增加血液黏稠度，加重心脏负担。

（5）情绪不稳定：在情绪激动时，血压升高，心脏耗氧量急剧升高，加重心脏负担。

（二）调整饮食，减缓心脏老化

1. **适量食用含有优质脂肪酸的食物** 如鱼类食物，特别是三文鱼、鲱鱼，优质脂肪酸除了能够控制血压外，还能帮助机体消除在血管内壁附着的低密度脂蛋白胆固醇，缓解心血管压力。

2. **适量食用富含膳食纤维的食物** 如麦片、苹果、香蕉、梨、韭菜、芹菜、粗粮等，这类食物能够降低血液对胆固醇的吸收，也能够帮助机体消除在血管内壁附着的低密度脂蛋白胆固醇，缓解心血管压力。

3. **适量食用富含叶酸的食物** 如芦笋、菠菜、西红柿、橘子、柚子、动物内脏、豆类食物等，可降低血液中所含的高半胱氨酸，减轻心脏负担。

4. **食用富含维生素的食物** 尤其是含有维生素 E 的食物，维生素 E 具有抗氧化作用，能够减少细胞老化，保护心血管系统。

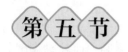

神经系统

记忆力减退

（一）引起记忆力减退的原因

1. 饮食因素

（1）高糖饮食：血糖过高会导致大脑血管功能受损，进而导致脑部营养物质的输送受阻，影响脑部神经元的正常功能。此外，高血糖还会干扰神经传导，影响大脑的正常运作，从而影响认知功能。

（2）高盐饮食：食用过咸的食物会引起血管损伤，从而影响脑组织的血液供应，长此以往导致脑细胞缺血缺氧，影响大脑正常功能，引起认知功能下降。

（3）高脂饮食：长期高脂饮食使得血脂含量异常，易引起脑部血管损伤，影响脑部供血及营养。

（4）长期饱食：长期饱食使得热量摄入过多，血脂、血糖水平增高，脑动脉发生粥样硬化，流经大脑的血液通路受阻，影响营养物质的吸收，损害脑细胞，导致记忆力减退。

（5）食用过多含铝食物：如油条、油饼等油炸食品，及用铝制品烹饪食物，铝摄入过多会引起大脑神经退化，导致记忆力减退。

（6）长期素食：素食中缺少造血的微量元素，如钴、锰、铁、铜等，且脂肪含量极少。此外，植物蛋白不能替代动物蛋白，长期素食导致机体所需的脂肪、蛋白质、微量元素得不到充分供给，影响脑细胞功能。

2. 习惯因素

（1）缺乏运动：运动能刺激大脑神经递质释放，促进神经元新生，长期不运动，脑细胞的活跃程度明显下降，甚至影响大脑正常功能。

（2）缺乏社交活动：长期一个人独处，缺少外界的干预和刺激，不仅会使大脑皮质的活跃度明显降低，还会导致脑细胞的使用度降低，从而引起记忆力减退。

（3）睡眠不足：熬夜使得交感神经兴奋节律改变，大脑长期处于疲劳状态，导致记忆力下降，反应迟钝。

（4）抽烟嗜酒：烟草中的尼古丁和焦油容易沉积在血管内壁，引起血管堵塞，血液流经大脑通路受阻，损害脑细胞；酒精对脑细胞具有麻痹作用，长期大量饮酒会导致部分记忆丧失，严重影响大脑功能。

（二）调整饮食，改善记忆力减退

1. 食用含有丰富维生素且为碱性的食物　如香蕉、黄瓜、菠菜、芹菜、莴笋、苦瓜、苹果、萝卜叶等新鲜的水果和蔬菜。碱性食物对于改善大脑功能具有一定作用。

2. 食用富含镁的食物　如荞麦、坚果、麦芽等。镁元素能够使机体中的核糖核酸进入脑组织中，而核糖核酸是维持记忆力的重要物质，能够在一定程度上帮助改善记忆力减退。

3. 食用富含卵磷脂的食物　如豆制品、蛋黄等。卵磷脂能够增强脑组织活力，延缓脑细胞衰老。

4. 食用富含胆碱的食物　如鱼类、鸡蛋和肉类等。大脑需要大量的乙酰胆碱，食用富含胆碱的食物能够补充乙酰胆碱，改善记忆力。

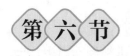

内分泌系统

一、畏冷

（一）引起畏冷的原因

1. 饮食因素

（1）过量食用性寒凉食物：如西瓜、苦瓜、螃蟹、柿子等，这类食物食用过多会损耗机体阳气，久而久之会导致机体出现阳虚症状。

（2）食用含铁的食物过少：缺铁会引起外周组织中的氧供应减少，从而导致外周组织的能量代谢出现障碍，产热不足，引起畏冷。

（3）食用含碘的食物过少：碘是机体内合成甲状腺素的重要原料，而甲状腺激素缺乏会导致机体对三大营养物质的分解代谢出现障碍，减少热量产生，引起畏冷。

2. 习惯因素

（1）衣服穿得过少：导致寒气入体，出现身体发冷、四肢冰凉等畏冷症状。

（2）睡眠不足：长期熬夜导致机体阳气不足，进而阳虚，出现畏冷症状。

（3）缺乏运动：会直接影响身体的血液循环和热量产生，导致畏冷症状。

（二）调整饮食，改善畏冷症状

1. 食用富含碘的食物 如海带、紫菜、发菜、海蜇等，碘是合成甲状腺素的重要原料，甲状腺素能够促进身体中的蛋白质、碳水化合物和脂肪转化成能量，产生热能，从而抵御寒冷。

2. 食用富含矿物质的食物 特别是富含钙和铁的食物，如土豆、藕、红薯、山芋、牡蛎、菜花等，以保证外周组织的正常能量代谢和机体的热量供应。

3. 适量食用温补类的食物 如肉桂、丁香、羊肉、韭菜、山药、牛肉等，这类食物具有补阳功效，可改善阳虚，缓解畏冷症状。

二、脱发

（一）引起脱发的原因

1. 饮食因素

（1）高脂饮食：长期高脂饮食会使机体血脂升高，毛囊失去活性，引发脂溢性脱发。

（2）辛辣饮食：容易刺激头皮，影响血液循环，致使头皮的营养供应出现问题，甚至引起头皮营养不良。

（3）过多食用动物内脏：动物内脏中含有丰富的雄性激素，而雄性激素的代谢产物双氢睾酮（DHT）会严重影响毛囊的生发功能。

2. 习惯因素

（1）梳头次数过多：容易导致头皮受损。

（2）长期戴帽子：长期佩戴帽子，压迫头皮血管，影响血液循环，导致头皮处营养供应不足。

（3）长期熬夜：睡眠不足，导致内分泌失调，引起脱发。

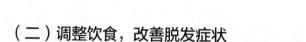

（二）调整饮食，改善脱发症状

1. **食用富含蛋白质的食物**　如鸡蛋、牛奶、瘦肉、鱼肉、黑豆等，这类食物能够促进头发生长，还能坚固发根。

2. **食用富含维生素的食物**　如西红柿、黄瓜、香蕉、菠菜、芹菜、芥菜等，维生素能够促进头皮处细胞分裂，调节毛囊微循环，有利于头发生长。

3. **食用富含微量元素的食物**　特别是含铁和锌的食物，如红枣、核桃、黑芝麻、黑木耳等，这类食物能够补给头发所需养分，从而改善脱发症状。

4. **食用富含碘的食物**　如紫菜、海带、海蜇等，这类食物能够促进甲状腺素的分泌，有利于头发生长。

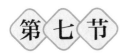

其他系统

一、抵抗力下降

（一）引起抵抗力下降的原因

1. 饮食因素

（1）高盐饮食：加重了肾脏代谢盐的负担，而肾脏在代谢盐的过程中，可使体内糖皮质激素升高，糖皮质激素又会抑制中性粒细胞功能，降低抵抗力。

（2）高糖饮食：长期的高糖饮食可使血糖升高，糖分在机体内又会促进皮质醇分泌，抑制免疫系统功能；同时，糖分在分解代谢过程中会产生丙酮酸、乳酸等酸性物质，也会引起机体的抵抗力下降。

（3）高脂饮食：高脂饮食能够激活某些诱导炎症的信号通路，从而抑制免疫系统功能；另外，还能直接抑制白细胞功能，引起抵抗力下降。

2. 习惯因素

（1）缺乏运动：长期缺乏运动会导致机体的新陈代谢速度减慢，有害物质不能及时排出，导致机体的抵抗力下降。

（2）长期熬夜：睡眠不足，导致机体内分泌失调，新陈代谢出现障碍，细胞不能及时吸收养分、有害物质不能及时排出，抵抗力下降。

（3）过度饮酒和吸烟：酒精、尼古丁和焦油均会损伤细胞，影响机体代谢能力，导致抵抗力下降。

（二）调整饮食，改善抵抗力下降

1. 食用富含维生素的食物　尤其是富含维生素 C、维生素 B$_6$ 和色氨酸的食物，如橙子、草莓、蓝莓、胡萝卜、香蕉等，维生素 C 参与机体免疫蛋白合成，维生素 B$_6$ 和色氨酸能够帮助大脑制造 5- 羟色胺，增强抵抗力。

2. 食用富含蛋白质的食物　如鸡肉、里脊肉、牛肉、牛奶、鱼肉等，蛋白质是机体产生抗体所必需的物质，适量食用这类食物能够提高机体抵抗力。

3. 适量食用富含微量元素的食物　如海带、木耳、火龙果、排骨等，微量元素在机体中参与多种酶、激素、核酸的代谢，维持机体的健康状态，在一定程度上能够帮助增强抵抗力。

二、恢复力下降

（一）引起恢复力下降的原因

1. **习惯因素**

（1）缺乏运动：运动可促进血液循环，增强心肺功能；缺乏运动会导致机体的肌肉与骨骼虚弱，影响机体代谢功能，在机体出现一定损伤后，恢复力也会有所下降。

（2）长期吸烟和饮酒：酒精、尼古丁和焦油会损伤细胞，导致机体的代谢与免疫功能出现障碍，故机体出现一定损伤时，恢复力会有所下降。

（3）长期熬夜：导致睡眠不足，机体无法得到及时的缓冲与休息，影响机体的代谢与免疫功能，从而导致恢复力下降。

2. **饮食因素**

（1）食用蛋白质食物过少：蛋白质是机体细胞的重要成分，对营养供给与免疫功能具有重要作用，食用过少会影响机体正常功能。

（2）偏食、挑食：容易导致营养不良，影响机体的免疫功能与营养供给，导致机体恢复力下降。

（二）调整饮食，改善机体的恢复力

1. **食用富含维生素的食物**　如西红柿、黄瓜、苹果、橘子等，这类食物能够维持机体的新陈代谢，促进体力恢复。

2. **食用富含蛋白质的食物**　如鱼肉、牛肉、鸡蛋、牛奶、豆制品等，蛋白质是机体细胞的重要组成部分，能够供给机体所需营养，对改善机体的恢复力具有重要作用。

3. **适量食用高热量的食物**　如蜂蜜、坚果等，这类食物能够为机体提供充足的能量，从而在一定程度上改善机体的恢复力。

三、咳嗽咳痰

（一）引起咳嗽咳痰的原因

1. **饮食因素**

（1）食用过多生冷、寒凉食物，这类食物会刺激气管，引起咳嗽，还会导致脾肺受凉，容易生痰。

（2）过度食用肥甘厚味的食物，这类食物容易引起肺热，导致咳嗽咳痰。

2. **环境因素**

（1）长期处于较冷的环境中，呼吸时导致大量冷空气进入气管，刺激气管和肺部，气管产生分泌物，引起咳嗽咳痰。

（2）长期处于污染较重的环境中，呼吸时导致空气中大量有害物质及粉尘吸入，刺激气道黏膜和肺部，产生分泌物，引起咳嗽咳痰。

（二）调整饮食，改善咳嗽咳痰症状

1. **食用富含水分的食物**　如雪梨、葡萄、甘蔗等，这类食物能够保持

呼吸道湿润，起到润喉作用，改善症状。

2. 避免辛辣、油腻、生冷等刺激性强的食物，防止呼吸道受到刺激。

3. **食用富含维生素的食物** 如猕猴桃、苹果、哈密瓜、橘子、香菇、西蓝花、白菜等，这类食物能够清咽利喉，缓解症状。

第二章

老年人饮食结构

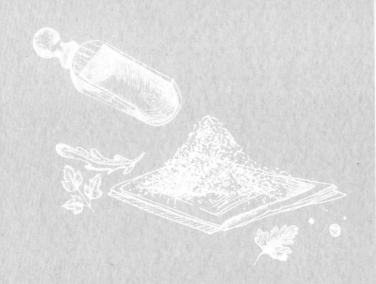

根据 2020 年开展的第七次全国人口普查数据显示，60 岁及以上的老年人占总人口的 18.7%，我国人口老龄化已日趋明显。由于老年人的生理功能和代谢发生明显改变，其合理膳食引起人们的广泛重视。老年人所需的营养大部分是从食物中获取的，因此，合理安排老年人的饮食结构对延缓衰老、保持健康十分重要。

　　人们主要从食物中获取五大营养素来满足身体所需营养成分，五大营养素包括蛋白质、碳水化合物、脂肪、维生素和矿物质。在日常饮食中，合理搭配、均衡摄入五大营养素是维持机体健康和良好营养状态的关键。

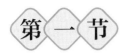

平衡膳食

一、老年人膳食原则

1. **膳食平衡，合理烹调** 《素问·脏气法时论》指出："五谷为养，五果为助，五畜为益，五菜为充，气味合而服之，以补益精气。"意思是我们要合理膳食，想要得到充足的营养，就要荤素搭配合理，做到摄入的营养全面、平衡。以现代观点来看，平衡膳食就是要选择多种食物，经过适当搭配和烹调，这种膳食能满足机体对能量及各种营养素的需求，以维持人体健康。老年人合理膳食可以提高对疾病的抵抗力，延缓衰老。总而言之，饮食的平衡和多样性在老年人的健康和养老生活中起着重要作用。

2. **饮食有节，少食多餐** "饮食有节"出自《黄帝内经》，南北朝时期医药学家陶弘景在《养性延年录》中指出："所食愈少，心愈开，年愈益；所食愈多，心愈塞，年愈损焉。"指出了过度饮食的危害。可见，古人很早就发现适度饮食可以抗衰老、延寿命，经常饱食对人体有害。一般来说，早餐宜吃精，午餐宜吃饱，晚餐宜吃少，饮食八分饱可以促进人们健康。

3. **清淡为宜，易于消化** 古代医学家强调，饮食宜清淡，不宜过咸。《素问·生气通天论》指出："味过于咸，大骨气劳，短肌，心气抑。"对于老年人而言，饮食过咸会引起肠胃功能减弱，诱发血压升高，影响心肾功能。我国居民的摄盐量是世界卫生组织建议值的 2 倍以上，食盐中有丰富的钠离子，而钠的摄入量与高血压发病呈正相关，对于高血压发病较多的老年人而言，更要清淡饮食。世界卫生组织也建议每人每日食盐用量以不超过 6g 为宜。

二、老年人的饮食清单

（一）老年人饮食宜忌

1. 老年人膳食营养标准 科学安排、合理膳食是老年人健康长寿的基础。老年人的合理膳食应遵循以下 8 个原则：吃动平衡，健康体重；多吃蔬果、奶类、全谷、大豆；适量吃鱼、禽、蛋、瘦肉；少盐少油；控糖限酒；规律进餐，足量饮水；会烹会选，会看标签；公筷分餐，杜绝浪费。

2. 老年人合理膳食的意义 老年人常因咀嚼消化功能减退给进食造成困扰，导致身体功能进一步下降，甚至会诱发各种老年疾病，损害健康，给老年人带来身体和心理上的伤害。因此，合理膳食可以补充老年人所需的营养以及预防老年病的发生，对于老年人的健康长寿有着重要意义。

3. 老年人合理膳食建议 老年人合理的饮食结构对维持其身体健康和生活质量有着非常重要的作用。随着年龄日益增长，老年人的身体状况会发生一系列变化，包括机体代谢功能下降、消化和吸收能力降低等。因此，老年人的饮食需要根据他们的特殊需求进行调整。

（1）均衡摄入各类营养素：老年人的饮食需要包含碳水化合物、脂肪、蛋白质、维生素、矿物质和水分等各类营养素。其中，蛋白质对老年人的重要性尤为突出，可以通过摄入适量的动物性和植物性蛋白质来满足老年人自身的基本需求。

（2）合理控制热量的摄入：随着年龄增长，老年人的代谢功能下降，身体对能量的需求也逐渐减少。因此，老年人需要控制脂肪和碳水化合物的摄入，以避免因体重增加和肥胖导致的一系列老年疾病。同时，老年人还需要时刻关注体重变化，避免因消化吸收能力降低引起体重下降，造成营养不良等问题。

（3）可较多摄入膳食纤维：老年人常面临便秘和消化问题，因此需要较多摄入富含膳食纤维的食物，如杂粮和蔬果等。因为膳食纤维有助于促进肠道蠕动，预防便秘，缓解消化功能下降而引起的肠胃不适等问题，对维护老年人消化系统的健康有着重要作用。

（4）补充维生素和矿物质：老年人由于代谢能力减弱，所以吸收和利用维生素和矿物质的能力下降，机体往往容易出现缺乏维生素和矿物质的情况。因此，老年人需要特别关注维生素和微量元素的摄入，可以通过食物来进行补充。

（5）减少高盐和高糖摄入：老年人如果摄入过多的盐和糖可能会增加高血压、糖尿病、心脑血管疾病等老年慢性病的风险，因此，老年人应该适量摄入盐和糖，选择低盐、低糖的食物和调味品，以维持机体所需的营养。

（二）搭建膳食金字塔

1. **膳食宝塔结构**　根据《中国居民膳食指南（2022）》，我们把膳食宝塔分为五层。

第一层是谷类食物，老年人平均每人每天应摄入谷类 200～300g（全谷物和杂豆 50～150g），薯类 50～100g，主食如米饭、粥、面条等可以为老年人提供碳水化合物和膳食纤维，推荐食用红薯、土豆等薯类，替代部分主食，有助于降低老年人的血糖负荷。

第二层是水果蔬菜类，每天应摄入蔬菜 300～500g 和水果 200～350g，如苹果、香蕉、菠菜等蔬果，含有较为丰富的维生素、矿物质和膳食纤维，建议每天食用多种蔬菜水果，以保证营养均衡。

第三层是鱼、禽、肉、蛋等动物性食物，每天摄入 120～200g，每周至少 2 次水产品，每天一个鸡蛋，如三文鱼、鲈鱼等富含优质蛋白质和脂肪酸的鱼类，可以为机体提供优质蛋白质和多种营养素。

第四层是奶类食物和豆类食物，奶及奶制品 300～500g，大豆及坚果类 25～35g，老年人适当摄入牛奶、酸奶等奶制品，以及大豆、豆腐、豆浆等豆类食品及豆制品，可以提供钙和蛋白质，延缓老年人骨骼衰弱。

第五层，也就是塔顶部，为具有烹调作用的油盐，每天摄入盐＜5g，油 25～30g，要适量食用健康的植物油，如橄榄油、葵花籽油、花生油等，为老年人提供必要的脂肪酸，同时应该避免高盐、高糖、高脂肪的食物，如油炸、膨化、烧烤食品等，摄入后对老年人心脑血管会造成影响。

膳食宝塔最底层是水，建议每天摄入 1 500～1 700ml。

2. **膳食宝塔的应用** 根据中国营养学会发布的《中国居民膳食指南（2022）》，对于衰老引起的咀嚼消化能力下降，食欲功能减退，骨骼和肌肉流失，免疫力下降的老年人而言。老年人饮食要食物品种丰富，动物性食物充足，常吃大豆制品；鼓励多种方式进食，保持良好食欲；定期健康体检，测评营养状况，预防营养缺乏；选择质地细软，能量和营养素密度高的食物；多吃鱼禽肉蛋奶和豆，适量蔬菜配水果。我们要帮助老年人努力做到合理膳食、均衡营养，预防和延缓疾病的发生、发展，延长寿命，提高生命质量。同时，为了帮助老年人养成良好的饮食习惯，膳食宝塔为老年人提供了合理的膳食模式，有助于避免老年人过饥过饱而造成营养失衡。老年人按照膳食宝塔的建议来配餐，从而达到合理营养、科学饮食的目的。

（三）合理饮食促长寿

1. **肝属木，青色属木** 青色食物主要是指绿色蔬菜，绿色食品中富含较高的抗氧化物和人体所需的各种维生素。多摄取绿色食物对肝脏有益，可促进细胞生成，有效降低老年人血液中的胆固醇含量。绿色食品含有大量纤维素，能够清理肠胃，多吃绿色食品能减轻甚至消除各种毒素对机体的健康损害，对提高老年人的免疫力有较强效果，还能促进新陈代谢和消除视力疲劳。

2. **心属火，红色属火** 红色食物包括胡萝卜、红辣椒、西红柿、红米、山楂、红枣、石榴、红苹果等。红色食物进入人体以后，可以益气补血，促进血液生成、循环。研究表明，红色食物含有丰富的维生素、铁、多种氨基酸等营养成分，一般具有抗氧化作用，同时还能降血脂，增强人的心脏和气血功能，预防心脑血管疾病。同时，红色水果多食可提高身体的御寒能力，具有抗炎作用，减少感冒发生。

3. **脾属土，黄色属土** 黄色食物有橙子、玉米、小米、南瓜、菠萝、黄豆、木瓜、芒果等。蛋黄、鱼卵等黄色食物，含胆固醇较为丰富，老年人不宜过食。长期适量食用黄色食物有助于健脾胃、生化气血。通过进食黄色的天然食物，可以帮助老年人维持视力健康，保持皮肤润泽，有抗氧化、延缓衰老的作用。黄豆及其豆制品如豆腐、豆浆等，富含容易消化和吸收的植物性蛋白质，老年人宜经常适量食用。但因豆类含嘌呤较多，痛风的老年患者要慎吃。

4. **肺属金，白色属金** 白色食物主要包括大米、面粉、牛奶、白萝卜、白菜、雪梨、山药、银耳等。生活中每顿饭都要摄入一定量的白色主食，白色食物有一定的活化身体功能，促进脂肪代谢作用，提高身体抵抗力和免疫力，养肺滋阴。大多数白色食物，如牛奶、大米、面粉等，含有丰富的蛋白质，经常食用既能消除身体疲劳，又可促进疾病康复。此外，白色食物还属于安全性相对较高的营养食物。因为它的脂肪含量较少，符合科学的饮食方式。对于有高血压、心脏病的老年患者，食用白色食物会更好。

5. **肾属水，黑色属水** 黑色食物有黑米、黑麦、黑豆、黑芝麻、黑木耳、黑香菇、海带、黑桑椹、黑枣等。黑色的天然食物，所含有害成分极少，通常黑色具有药用价值，多数都有补肾益气的效果，只有肾脏受到滋养，才有助于增强身体免疫力，延缓衰老。食用黑色食物可调节人体生理功能，促进胃肠消化，增强造血功能，对于老年人而言可明显减少动脉硬化、脑卒中等严重疾病的发生概率。

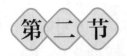

蛋白质的摄入

一、蛋白质的营养价值与摄入

蛋白质是人体最基本的营养物质，是生命的物质基础。老年人为了维持机体氮平衡，对蛋白质的需求量要高于青壮年时期，但是老年人蛋白质的利用率下降。因此，老年人必须补充足够蛋白质，这对于维持老年人机体正常代谢，补偿组织蛋白消耗，增强机体抵抗力具有重要作用。

我国营养学会规定，老年人每日蛋白质的摄入量应相当于总热能的15%～20%，蛋白质供给量一般是：60～69岁老年人，男性每日供给70～80g，女性60～70g；70～79岁老年人，男性65～70g，女性55～60g；80岁以上，男性60g，女性55g。大致相当于每日每千克体重供给蛋白质1～1.5g。而且要求蛋白质供给中有一半来自优质蛋白，即来自动物性食品和豆类食品蛋白质。

二、蛋白质的选择

（一）优质蛋白质的有利影响

优质蛋白质的氨基酸模式和人体的氨基酸模式更为接近，因此更容易被人体吸收和利用；优质蛋白质中包含的必需氨基酸种类齐全，数量充足，能够补充人体不能自行合成的必需氨基酸，满足人体需要；优质蛋白质较普通蛋白质的营养价值高，对于维持老年人机体生理健康、提高抵抗力、减少疾病发生等方面具有重要作用。

（二）优质蛋白质的食物来源

优质蛋白质是指来自动物性食品的动物性蛋白质和来自豆类食品的植物性蛋白质。动物性蛋白质包括各种动物的肌肉。新鲜肌肉含蛋白质约15% ~ 22%，肌肉蛋白质营养价值要高于植物性蛋白质，是人体蛋白质的重要来源。奶类含蛋白质 11% ~ 14%，蛋类含蛋白质 3.0% ~ 3.5%，都是优质蛋白质的食物来源。另外，在植物性蛋白质中，豆类含有丰富的蛋白质，特别是大豆含蛋白质高达 36% ~ 40%，在体内的利用率较高，是植物性蛋白质中最好的蛋白质来源。

（三）老年人与优质蛋白质

老年人优质蛋白质的摄入对于维持机体健康和促进老年人身体功能的正常运作有重要作用。蛋白质是构成人体组织器官的重要组成部分，如肌肉、骨骼、皮肤、血液和内脏器官等。因此，老年人应该保证摄入足够的蛋白质以维持身体的正常功能。

随着年龄日益增长，老年人的身体代谢率逐渐降低，所以他们需要更多的蛋白质来满足身体的基本需要。此外，老年人的肌肉质量和生理功能也会下降，容易出现肌肉萎缩和骨质疏松等问题。适量的蛋白质摄入可以帮助维持肌肉和骨骼健康，延缓老年人生理功能的衰退。

一些富含高质量蛋白质的食物，包括瘦肉、鱼类、豆类及豆制品、奶制品、坚果等。老年人可以根据自身的饮食偏好选择适合的蛋白质来源。此外，蛋白质的消化和吸收也可能受到年龄影响，因此老年人可以少食多餐，分多次摄入富含蛋白质的食物，以保证身体对蛋白质的充分利用。需要注意的是，过多的蛋白质摄入可能会加重老年人的肾脏负担，甚至导致其他健康问题。因此，建议老年人在确定蛋白质摄入量时应咨询医生或专业营养师的建议。

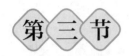

脂肪的摄取

一、脂肪的营养价值与摄入

脂肪为机体提供机体所必需的热能，脂肪大部分存在于动物食物中，胆固醇含量也比较高，所以脂肪摄入过多，尤其是动物性脂肪摄入过多，对人体健康有害，甚至可引起高脂血症、动脉粥样硬化、冠心病等老年病。因此，老年人脂肪摄入量不宜过多，一般以不超过总热能的 25%为宜。

老年人脂肪摄入量一般应控制在每日每千克体重 1g 以下，除了各种食物中所含脂肪外，食用油应尽量选用豆油、葵花籽油、花生油等植物油，减少脂肪含量较高的动物油的使用。老年人还应少食用动物肝脏等含胆固醇过多的食品。

二、脂肪的选择

（一）脂肪的食物来源

脂肪是人体所需的能量来源之一，也是维持正常生理功能所必需的营养物质之一，脂肪的食物来源包括各种油类，如猪油、黄油、酥油、色拉油、花生油、豆油、烹调油等，以及从动、植物中分离出来的脂肪，如食用的肉类、鸡蛋、奶酪、牛奶、坚果和谷物中的脂肪。

（二）老年人与脂肪

老年人与青壮年相比，体内所含脂肪的分布和代谢发生了一些变化。老年人体内的代谢功能降低，也就代表他们消耗脂肪的速度减慢。此外，老年人随着年龄增加，肌肉组织逐渐流失，肌肉松弛、萎缩，肌肉中的营养物质储存能力下降，这会导致身体更容易存储脂肪。除了生理上的变化，老年人的生活方式也可能影响他们的体脂含量。一些老年人很少参与体力活动，导致他们消耗的能量减少，同样容易引起脂肪在体内蓄积。然而，过量的脂肪在老年人体内积累可能会导致一系列健康问题，如增加心脑血管疾病、糖尿病、高血压、中风的患病率。因此，老年人应保持适当的身体活动水平并采取健康的饮食习惯，控制体重和脂肪积累，达到维持身体健康的目的。

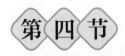

碳水化合物的摄取

一、碳水化合物的营养价值与摄入

碳水化合物是人体最重要的能源物质，可为人体提供大部分能量。糖原是肌肉和肝脏碳水化合物的储存形式。一般情况下，机体所需能量的50%以上是由食物中的碳水化合物提供的。碳水化合物在体内可以提供和储存能量，维持人体正常的生命活动和代谢；构成组织及重要生命物质，提高蛋白质在体内的利用率；碳水化合物还是体内一种重要的结合解毒剂，在肝脏中能与许多有毒物质结合，消除或减轻有毒物质的毒性；碳水化合物还能刺激肠道蠕动，增强肠道功能。

胰岛素是人体重要的降糖激素，老年人体内胰岛素对血糖的调节作用减弱，糖耐量低，所以老年人容易患高血糖等疾病。此外，某些简单的碳水化合物过多摄入，在体内可转化为甘油三酯，易诱发高脂血症，所以老年人应控制糖果、甜点的摄入量，一般认为每天摄入蔗糖量不应超过30~50g。

二、碳水化合物的选择

（一）碳水化合物的食物来源

碳水化合物的主要来源为淀粉，大部分可从谷类、薯类、根茎类等植物中获取；也可从各种单糖、双糖中获取，如食糖、麦芽糖、蜜糖、果糖等糖类食物；还可食用一些含果糖多的食物，如各种水果、糖类食物等。

（二）老年人与碳水化合物

老年人碳水化合物的摄入对于维持其身体健康非常重要。众所周知，碳水化合物是身体的主要能量来源，为人体组织器官的代谢提供能量。对于老年人来说，适量摄入碳水化合物可以为机体提供营养和能量，帮助他们维持身体功能活动。老年人较青壮年而言，需要相应地调整碳水化合物的摄入量，并选择健康绿色的碳水化合物来源，以避免摄入过多能量，增加肥胖风险，甚至诱发老年病及高血压并发症。同时，老年人需要保持全面的营养均衡，维持其机体的功能代谢正常。在选择碳水化合物时，老年人应优先选择谷物、蔬果和豆类等富含纤维的天然食物。这些食物提供了更稳定和持久的能量，并有益于消化和肠道健康。不过，老年人还应注意控制糖分摄入，如果过多地食用含有大量糖分的食物，会增加糖尿病和高血压的发病风险。

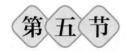

水分的摄取

1. **水的生理功能与重要性** 水是人类赖以生存和发展的最重要的物质基础，是构成人体的重要物质。成人体内水分含量占体重的 65% 左右，血液中含水量占 80% 以上。水是维持体内循环的物质基础，人体体内的水分为细胞外液和细胞内液，人体通过细胞外液和细胞内液的循环传送营养、排出废物。老年人体内的细胞内液量相对减少，水分不足，故应养成饮水习惯，适当补充水分，参与体内物质代谢，构成人体内环境，还能调节体温。

2. **科学饮水促健康** 老年人的身体水分含量相对青壮年而言较低，科学饮水可以帮助老年人补充足够水分，维持身体水分平衡。适量饮水可增加胃液分泌，促进食物消化吸收；能够稀释血液，降低血液黏稠度及心血管疾病风险；还有助于减缓皮肤老化速度，促进机体健康。

3. **水的来源** 饮用水是人们最常见的水源。此外，许多食物中也含有丰富的水分，如水果和蔬菜。

4. **老年人与水** 随着年龄增长，老年人的身体会发生一系列变化，如肾功能下降、体液相对减少、水液代谢减弱以及尿频等问题，使得老年人对水分有更高的需求。老年人由于细胞衰老及体内水分流失，为了保持良好的体液平衡，饮水量应适量增加。但应尽量避免过度饮用带有高盐、高糖或咖啡因的饮料，预防高血压的发生。老年人的感知能力下降，容易忽视饮水的重要性，因此，建议老年人定时或口干时及时饮水。

第四章

老年人食谱制定

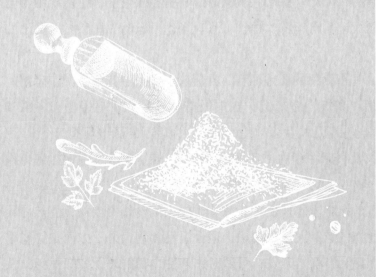

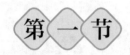

健康食谱的制定原则

一、鼓励食物多样化

（一）食物搭配

1. **粗与细** "粗"是指全谷类粗粮，可以补充大量的维生素、膳食纤维和微量元素；"细"是指经精细加工的粮食，有助于消化，提高人体免疫力。市场上过度加工的精米不适合老年人食用，因其有营养素的缺失，对控制血糖也有影响。

2. **荤与素** "荤"是指无激素、无抗生素的禽肉和畜肉，补充人体必需的蛋白质和脂肪；"素"是指应季蔬菜，可提供维生素、膳食纤维等营养元素，两者搭配有利于营养均衡、促进消化，降低心血管疾病发生的风险。

3. **干与稀** 是指食物的质地而言，如馒头、包子、花卷搭配小米粥、绿豆粥、玉米粥；米饭、糙米饭、八宝饭搭配排骨汤、鸡蛋汤、冬瓜汤等，干与稀的搭配在满足饮食多样化的同时，减轻了胃肠道负担。

4. **寒与热** 凡寒凉性食物，多具有滋阴、清热、泻火、凉血、解毒作用；凡温热性食物，多具有温经、助阳、活血、通络、散寒作用。寒与热的搭配，一方面是针对体质来说，寒凉体质的人偏食热性食物，温热体质的人偏食寒性食物，老年人体质偏虚，适合温性食物；另一方面是针对季节来说，春夏季自然界阳气升发，可适时用寒性食物解暑，如绿豆汤，秋冬季阴气偏盛，可食用热性食物保暖，如当归生姜羊肉汤。

（二）搭配禁忌

1. **酒和胡萝卜** 胡萝卜中丰富的胡萝卜素与酒精一同进入人体会在肝脏产生毒素，损伤肝脏；其他富含胡萝卜素的食物同样不能和酒精一起进食。

2. **海鲜与水果** 海鲜中的钙与水果中的鞣酸易结合生成鞣酸钙，该物质不易消化，会导致腹痛、恶心、呕吐等症状；另外，影响钙吸收的食物如柿子、葡萄、石榴中富含鞣酸，亦应避免和海鲜同食。

3. **甘薯和香蕉** 两者都是高纤维食物，含淀粉较多，对于消瘦者来说，同时食用会引起胃胀、腹痛、呕吐，影响对蛋白质、钙、铁等营养素的吸收。

（三）五味调和

1. **辛入肺** 辛能散、能行，具有发散、行血行气作用，如生姜、大蒜、韭菜、葱、辣椒、薄荷，常在食谱中作为配料。

2. **甘入脾** 甘能补、能和、能缓，具有补益、和中、缓急作用，如山药、大枣、南瓜、小米、黑芝麻、蜂蜜、燕麦、莲子，有益于脾胃的气机升降。

3. **苦入心** 苦能泄、能燥、能坚，具有清泄、降泄、通泄、燥湿、坚阴作用，如苦瓜、莴苣、杏仁、芹菜、香菜、莲子心，能清热泻火。

4. **酸入肝** 酸能收、能涩，具有收敛固涩作用，如柠檬、山楂、西红柿、梅子、酸枣仁，能收敛过于发散的肝气，固涩汗液及精液等。

5. **咸入肾** 咸能下、能软，具有泻下和软坚散结作用，如海带、海虾、海参等海产品，猪肉、鸭肉等，能泻下通便，软坚散结。

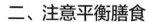

二、注意平衡膳食

（一）低热能

1. **方法** 低热能饮食分为均衡低热能饮食和不均衡低热能饮食，前者指按照正常比例均衡分配各营养物质，后者指出于某种目的，故意增加某一供能物质的饮食方法，最常见的为高糖、低脂、低蛋白饮食。显然，老年人适合均衡低热能饮食，宜选择白萝卜、番茄、丝瓜、黄瓜、茄子、冬瓜、苦瓜、大白菜、南瓜、小白菜、豆芽、花菜、海带、香菇等低热量食物，配合高蛋白饮食和运动锻炼，减少肌肉质量的损失。

2. **意义** 随着年龄增长，活动减少，基础代谢率降低，人体脂肪组织增多而肌肉组织减少，需要的能量低于成年期，低热量饮食使脂肪组织控制在一个合适范围，有利于维持健康体重，减少慢性疾病的发生。

（二）高蛋白

1. **方法** 在同等能量基础上，蛋白质比脂肪、碳水化合物更具有饱腹感，高蛋白食物包括鱼、肉、蛋、奶、豆制品等，如鸡胸肉、三文鱼、豆腐。相同质量的鸡胸肉和猪肉，前者蛋白质含量明显高于后者；三文鱼营养丰富，质嫩细腻，含有较多二十二碳六烯酸（DHA），适合老年人；南豆腐、北豆腐、豆腐干等均添加了凝固剂石膏或卤水，钙含量丰富。

2. **意义** 蛋白质可以维持新陈代谢，促进机体各种生化反应，发挥免疫功能。老年人器官功能衰减，激素水平下降，补充蛋白质可减少肌肉衰减，维持肝脏健康，促进脂质代谢，预防骨质疏松。

（三）低脂肪

1. **方法** 宜选择含有不饱和脂肪酸多的食物。研究表明，单不饱和脂肪酸不会使血液中的胆固醇水平上升，多不饱和脂肪酸可降低胆固醇，如鱼类、牛肉、虾、鸡胸肉是典型的低脂肪、高蛋白食物。

2. 意义 大部分心脑血管疾病与动脉粥样硬化有关，而低密度脂蛋白含量与动脉粥样硬化的发生呈正相关，低脂肪饮食可以降低心脑血管疾病和慢性疾病的发生概率，适用于脂肪肝、高血压、高血脂、冠心病等患者。

（四）高维生素

1. 方法 蔬菜和水果是维生素获取的重要途径，老年人应选择新鲜果蔬、粗粮等富含维生素的食物，如绿色蔬菜生菜、菠菜、韭菜等富含胡萝卜素，在体内可转化成维生素 A；粗加工的米面、玉米等富含维生素 B_1；豌豆、黄豆等富含维生素 B_6；小白菜、油麦菜、西红柿、猕猴桃、樱桃、草莓等富含维生素 C；瘦肉、蛋奶类富含维生素 D。

2. 意义 日常补充维生素有利于提高免疫力，使肝细胞再生，增强解毒作用。其中，维生素 A 参与视神经细胞代谢，保持视网膜功能正常，还可保护和增强上呼吸道黏膜和呼吸器官上皮细胞功能；维生素 B_1 促进大脑发育，维持神经系统功能正常；维生素 B_6 参与蛋白质、脂肪、糖的代谢；维生素 C 具有抗氧化作用；维生素 D 有助于免疫系统的健康，缺乏易致骨质疏松。

三、维持健康体脂率

（一）方法

1. 地中海饮食 从狭义上讲是指希腊、西班牙、法国、意大利南部等处于地中海沿岸的南欧各国的饮食风格；从广义上讲是指有利于健康、简单、清淡以及富含营养的饮食。这种特殊的饮食结构要求多吃蔬菜、水果、鱼、海鲜、豆类、坚果类食物，并且烹饪时要选择含单不饱和脂肪酸的植物油，比如橄榄油。地中海饮食将健康饮食和生活方式结合在一起，对免疫系统正常运作以及慢性疾病预防有重要意义。

2. 低碳水化合物饮食 指在饮食中严格控制碳水化合物的摄入量，增加蛋白质和脂肪的摄入量。碳水化合物经过消化直接以葡萄糖的形式为人体供能，多余的葡萄糖会以糖原和脂肪的形式储存。老年人在以大米、小米、面粉、土豆、燕麦、红薯、玉米等富含碳水化合物的食物作为主食时，不需要额外补充碳水化合物。摄入过多碳水化合物不利于身体健康，尤其是糖尿病患者，但也不能摄入过少，否则会引发饥饿性酮症。

（二）意义

1. 预防疾病

（1）动脉粥样硬化：脂肪摄入过多导致血胆固醇、甘油三酯、低密度脂蛋白升高，而动脉粥样硬化的主要原因是血中胆固醇过多，沉积在大、中动脉的内膜上，如果内膜受损或胆固醇转运障碍，则在动脉内膜形成脂斑，继续发展使动脉管腔狭窄，形成动脉粥样硬化。因此，维持健康体脂率可以防止动脉粥样硬化的形成。

（2）糖尿病：脂肪摄入过多易致肥胖，而肥胖是糖尿病的危险因素。糖尿病患者的血脂水平常出现异常，1型糖尿病患者的甘油三酯水平高、高密度脂蛋白胆固醇水平低，2型糖尿病患者的低密度脂蛋白胆固醇水平高，因此糖尿病患者患心脏疾病的风险大大增高，在饮食上建议少吃富含饱和脂肪酸的食物。

（3）结石症：肾脏和胆囊为结石好发部位，结石通常为胆固醇结晶，老年人消化能力降低，胆囊退化，过食脂肪易使胆固醇沉积在胆囊、胆管和肾脏等部位。

2. 增强免疫力
人体免疫力随年龄的增长呈下降趋势，免疫衰老体现为体液免疫和细胞免疫功能减弱，炎症反应和氧化反应增强，以及自身抗体的产生与释放导致自身免疫性疾病。维持健康的体脂率以蛋白质摄入为前提，而蛋白质是免疫系统的主要构成物质。

3. 增加机动性
老年人身体功能下降，反应较迟钝，骨质疏松，活动受限，健康的体脂率有利于维持体重，减轻骨骼承重力，增加机动性。

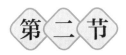

健康食谱的设计方法

一、就餐者能量需要量

（一）理论依据

人们的饮食观由"温饱型"转变为"健康膳食型"，部分人群膳食结构不合理及身体活动减少，引起某些慢性疾病，根据健康膳食原则，首先确定就餐者能量需要量，这是健康食谱设计的第一步，从基本营养素到配料都需要合理设计。

在体重不变的情况下，人体内的营养素种类和数量保持恒定，分解代谢和合成代谢处于平衡状态。就餐者每日能量的需要量与年龄、体重、能量消耗量有关，使用《中国居民膳食营养素参考摄入量（2023版）》可以直接查出各个年龄段不同人群的能量需要量，如脑力劳动者每天需要2 400kcal，也可根据以下方法计算。

（二）计算方法

1. **计算标准体重**　标准体重（kg）= 身高（cm）- 105。
2. **计算体重指数**　体重指数（kg/m²）= 实际体重（kg）/身高的平方（m²）。体重指数在 18.5 ~ 23 算正常，> 23 为超重，< 18.5 为消瘦。单位标准体重能量需要量见表1。

表 1 单位标准体重能量需要量（kcal/kg）

体重指数	体力活动量		
	轻度	中度	重度
消瘦	35	40	45
正常	30	35	40
超重	25	30	35

3. **全日能量供给量**　全日能量供给量（kcal）＝标准体重（kg）× 单位标准体重能量需要量（kcal/kg）。

4. **每餐能量需要量**

（1）早餐＝全日能量供给量 ×30%。

（2）中餐＝全日能量供给量 ×40%。

（3）晚餐＝全日能量供给量 ×30%。

示例 1：一身高为 170cm，体重为 50kg，65 岁男性，从事轻度体力活动，则该老年人的标准体重为 65kg，体重指数为 17.3kg/m²，为消瘦体质，单位标准能量需要量为 35kcal/kg，则全日能量需要量为 2 275kcal，早餐需要 682.5kcal，中餐需要 910kcal，晚餐需要 682.5kcal。

二、营养素每餐需要量

（一）理论依据

《中国居民膳食营养素参考摄入量（2023 版）》为指导公众合理营养，预防营养缺乏和过量提供了重要的参考标准。在平均需要量、推荐摄入量、可耐摄入量、适宜摄入量、宏观营养素可接受范围五个指标中，本节围绕推荐摄入量进行阐述。

1. **平均需要量**　指满足某一特定性别、年龄、生理状况人群中 50%

个体的营养素摄入量。

2. **推荐摄入量** 指满足某一特定性别、年龄、生理状况人群中97%~98%个体的营养素摄入量。

3. **可耐摄入量** 指某一性别、生理状况人群，在不危害身体健康的条件下，平均每天营养素摄入量的最高水平。

4. **适宜摄入量** 指通过实验获得的健康人群对某一营养素的最佳摄入量，一般在平均摄入量和推荐摄入量之间。

5. **宏观营养素可接受范围** 指人体对糖类、脂类、蛋白质的理想摄入范围，如果个体的摄入量低于或高于推荐范围，都有可能患慢性疾病。

（二）能量占比

1. **蛋白质** 蛋白质是构成机体组织、器官的重要组成部分，占成人体重的16%~19%，每大约有3%的蛋白质参与更新，即使机体完全不摄入蛋白质，体内仍然进行着蛋白质的分解和合成。一般情况下，供给能量不是蛋白质的主要作用，只有当碳水化合物和脂肪摄入不足时，蛋白质用于产生能量，每天所需能量有10%~15%来自蛋白质。

2. **脂肪** 天然食物中的脂肪具有高能值，还能提供必需脂肪酸和脂溶性维生素，占成人体重的10%~20%，脂肪产生的能量远高于碳水化合物和蛋白质，每克脂肪可产生37.6kcal能量，每天所需能量有20%~30%来自脂肪。

3. **碳水化合物** 碳水化合物存在于日常食用的水果蔬菜中，在人体内主要以糖原的形式储存，占成人体重的2%左右，每天所需能量有60%~70%来自碳水化合物。

（三）计算方法

1. **蛋白质需要量**

（1）总蛋白质需要量（g）= 全日能量需要量 ×15%（kcal）÷ 能量系

数（4kcal/g）

（2）每餐蛋白质需要量（g）＝每餐能量需要量 ×15%（kcal）÷ 能量系数（4kcal/g）

2. 碳水化合物需要量

（1）总碳水化合物需要量（g）＝全日能量需要量 ×60%（kcal）÷ 能量系数（4kcal/g）

（2）每餐碳水化合物需要量（g）＝每餐能量需要量 ×60%（kcal）÷ 能量系数（4kcal/g）

3. 脂肪需要量

（1）总脂肪需要量（g）＝全日能量需要量 ×25%（kcal）÷ 能量系数（9kcal/g）

（2）每餐脂肪需要量（g）＝每餐能量需要量 ×25%（kcal）÷ 能量系数（9kcal/g）

示例2：见示例1，该老年人全日能量需要量为 2 275kcal，早餐需要682.5kcal，中餐需要 910kcal，晚餐需要 682.5kcal，则蛋白质总需要量为85g，早餐需要 25g，中餐需要 35g，晚餐需要 25g；碳水化合物总需要量为 340g，早餐需要 102g，中餐需要 136g，晚餐需要 102g；脂肪总需要量568g，早餐需要 170g，中餐需要 228g，晚餐需要 170g。

三、常用食材的需要量

（一）理论依据

各种食物由于所含成分及其含量多少的不同，因此对人体的保健作用也就不同。常用食材的需要量与就餐者能量需要量和营养素需要量有关，老年人一般推荐低脂、高蛋白、低碳水化合物饮食，合理控制供能营养素的占比，根据食物含量最丰富的营养素确定用量，再合理搭配同类食物以及不同种类的食物。

（二）计算方法

1. 明确每个人每餐蛋白质、脂肪、碳水化合物需要量。

2. 查食物成分表，根据主要营养素含量确定需要量。

3. 维生素类食物根据每天推荐摄入量，合理搭配即可。

（三）能量来源

1. 蛋白质来源

（1）动物性食物：肉、鱼、蛋、奶。蛋白质含量在 10%～20% 属于优质蛋白质。

（2）植物性食物：谷类、薯类、豆类。其中豆类食物蛋白质含量为 20%～40%，含各种必需氨基酸，属于优质蛋白质；谷类蛋白质含量为 6%～10%；薯类蛋白质含量为 2%～3%。

2. 脂肪来源 谷类食物含量较少，为 0.3%～3.2%，但玉米和小米可达 4%，一些油料植物种子、干果及黄豆中的脂肪含量很丰富。通常食用的植物油有豆油、花生油、菜籽油、芝麻香油、茶籽油、玉米油等。动物性食物中脂肪含量最多的是肥肉和骨髓，高达 90%，其次是动物内脏。

3. 碳水化合物来源 面粉、玉米、粗粮等食物中的碳水化合物主要是淀粉，薯类含较多碳水化合物，蔬菜水果除维生素含量丰富外，也含碳水化合物，奶制品除蛋白质为主要成分外，还含乳糖。

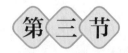

常用食材的具体用量

以下食物需要量以示例 2 的数据为基础，以某种食物作为某种营养素获取的唯一途径，后续读者可根据自身情况以及搭配需要调整各食物的分量。

一、蛋白质类食物

早餐需要 25g，中餐需要 35g，晚餐需要 25g。早餐尽量不要食用高蛋白肉类，以下仅作为计算示例列出。

（一）畜肉

1. **牛肉** 是富含铁、锌的优质蛋白质，容易被机体吸收。每 100g 牛肉含 17g 蛋白质，则早餐食用牛肉需要 147g，中餐食用牛肉需要 206g，晚餐食用牛肉需要 147g。

2. **羊肉** 中医认为羊肉可以健脾温中、补肾壮阳、益气养血。每 100g 羊肉含 20.5g 蛋白质，则早餐食用羊肉需要 122g，中餐食用羊肉需要 171g，晚餐食用羊肉需要 122g。

3. **兔肉** 蛋白质含量丰富，脂肪和胆固醇含量较低，有"荤中之素"的说法。每 100g 兔肉含 16g 蛋白质，则早餐食用兔肉需要 156g，中餐食用兔肉需要 219g，晚餐食用兔肉需要 156g。

4. **驴肉** 对动脉硬化、高血压、冠心病有辅助治疗作用，它所含的动物胶等成分可以为人体补充营养。每 100g 驴肉含 21g 蛋白质，则早餐食用驴肉需要 119g，中餐食用驴肉需要 167g，晚餐食用驴肉需要 119g。

5. **猪瘦肉** 含有机铁，可为人体提供血红蛋白，促进铁的吸收。每 100g 猪瘦肉含 20g 蛋白质，则早餐食用猪瘦肉需要 125g，中餐食用猪瘦肉需要 175g，晚餐食用猪瘦肉需要 125g。

（二）禽肉

1. **鸡肉** 蛋白质含量高，脂肪含量较少，是老年人比较理想的蛋白质来源。每 100g 鸡肉含 19g 蛋白质，则早餐食用鸡肉需要 132g，中餐食用鸡肉需要 184g，晚餐食用鸡肉需要 132g。

2. **鸭肉** 中医认为鸭肉具有滋补、养胃、补肾、止血痢、止咳化痰等作用。每 100g 鸭肉含 15.5g 蛋白质，则早餐食用鸭肉需要 161g，中餐食用鸭肉需要 226g，晚餐食用鸭肉需要 161g。

3. **鹅肉** 有滋阴补气、养胃生津的功效，脂肪含量低，含大量不饱和脂肪酸。每 100g 鹅肉含 23g 蛋白质，则早餐食用鹅肉需要 109g，中餐食用鹅肉需要 152g，晚餐食用鹅肉需要 109g。

4. **鸽肉** 有补肝壮肾、益气补血、清热解毒的功效，含微量元素丰富。每 100g 鸽肉含 16.5g 蛋白质，则早餐食用鸽肉需要 152g，中餐食用鸽肉需要 212g，晚餐食用鸽肉需要 152g。

（三）海产品

1. **虾** 所含的微量元素硒能有效预防癌症。每 100g 虾含 18g 蛋白质，则早餐食用虾需要 139g，中餐食用虾需要 194g，晚餐食用虾需要 139g。

2. **鲫鱼、带鱼、小黄鱼** 含蛋白质含量接近，每 100g 含 17g 蛋白质，则早餐食用需要 147g，中餐食用需要 206g，晚餐食用需要 147g。

3. **扇贝** 富含蛋白质、微量元素，热量低且不含饱和脂肪。每 100g 扇贝含 11g 蛋白质，则早餐食用扇贝需要 227g，中餐食用扇贝需要 318g，晚餐食用扇贝需要 227g。

二、碳水化合物类食物

早餐需要 102g，中餐需要 136g，晚餐需要 102g。除主食的碳水化合物摄入，不再额外补充，遵循低碳水化合物饮食的原则。

（一）豆类

1. **红豆** 有较多的膳食纤维，具有良好的润肠通便、降血压、降血脂、调节血糖的作用。每 100g 红豆含 63g 碳水化合物，则早餐食用红豆需要 162g，中餐食用红豆需要 216g，晚餐食用红豆需要 162g。

2. **黄豆** 每 100g 黄豆含 34g 碳水化合物，则早餐食用红豆需要 300g，中餐食用黄豆需要 400g，晚餐食用红豆需要 300g。黄豆的碳水化合物和蛋白质含量相当，所含的钙有利于增强心肌收缩、强健骨骼。

3. **绿豆** 性味甘寒，有清热解毒、消暑、利尿的作用。每 100g 绿豆含 62g 碳水化合物，则早餐食用绿豆需要 165g，中餐食用绿豆需要 219g，晚餐食用绿豆需要 165g。

4. **大豆** 每 100g 大豆含 37g 碳水化合物，则早餐食用大豆需要 276g，中餐食用大豆需要 368g，晚餐食用大豆需要 276g。且大豆含大量不饱和脂肪酸、多种微量元素、丰富的蛋白质，种类较齐全的氨基酸，尤其是赖氨酸，弥补了谷类赖氨酸不足的缺陷。

（二）谷物类

1. **大米** 是碳水化合物的主要来源，推荐食用粗加工的糙米。每 100g 大米含 77g 碳水化合物，则早餐食用大米需要 132g，中餐食用大米需要 177g，晚餐食用大米需要 132g。

2. **小米** 与大米相比，小米含有更丰富的微量营养素。每 100g 小米含 75g 碳水化合物，则早餐食用小米需要 136g，中餐食用小米需要 181g，晚餐食用小米需要 136g。

3. **玉米** 每 100g 玉米含 23g 碳水化合物，则早餐食用玉米需要 443g，中餐食用玉米需要 591g，晚餐食用玉米需要 443g。玉米中丰富的纤维素，不仅可以促进肠道蠕动，还可以促进胆固醇的代谢。

4. **燕麦** 每 100g 燕麦含 77g 碳水化合物，则早餐食用燕麦需要 132g，中餐食用燕麦需要 177g，晚餐食用燕麦需要 132g。燕麦有足够的膳食纤维，易产生饱腹感，有利于生理功能的调节和新陈代谢，含蛋白质丰富。

5. **面条** 每 100g 面条含 66g 碳水化合物，则早餐食用面条需要 155g，中餐食用面条需要 206g，晚餐食用面条需要 155g。

（三）根茎类

1. **土豆** 热量低，含脂肪少，膳食纤维含量高。每 100g 土豆含 18g 碳水化合物，则早餐食用土豆需要 567g，中餐食用土豆需要 756g，晚餐食用土豆需要 567g。

2. **山药** 蛋白质含量较高，粗纤维较少。每 100g 山药含 12g 碳水化合物，则早餐食用山药需要 850g，中餐食用山药需要 1 133g，晚餐食用山药需要 850g。

3. **红薯** 每 100g 红薯含 15g 碳水化合物，则早餐食用红薯需要 680g，中餐食用红薯需要 907g，晚餐食用红薯需要 680g。且红薯含较多纤维素，可促进肠胃蠕动，减少粪便中细菌及代谢产物在体内的停留时间。

（四）果仁类

1. **板栗** 具有健脾补肾、补肾强筋、活血止血的作用。每 100g 板栗含 42g 碳水化合物，则早餐食用板栗需要 243g，中餐食用板栗需要 324g，晚餐食用板栗需要 243g。

2. **莲子**　"药食同源"的食物，平补之品。每 100g 莲子含 26g 碳水化合物，则早餐食用莲子需要 392g，中餐食用莲子需要 523g，晚餐食用莲子需要 392g。

三、脂肪类食物

早餐需要 170g，中餐需要 228g，晚餐需要 170g。血脂和胆固醇含量较高的老年人，应合理控制脂肪类食物的摄入量。

（一）动物性脂肪

1. **猪肚**　每 100g 猪肚含 5g 脂肪，15g 蛋白质，可以作为蛋白质的补充途径，但由于脂肪含量较高，应搭配其他低脂高蛋白的食物，老年人尽量不食用动物内脏。

2. **猪肥肉**　一般与猪瘦肉搭配食用。每 100g 猪肥肉含 89g 脂肪，则早餐食用猪肥肉需要 191g，中餐食用猪肥肉需要 256g，晚餐食用猪肥肉需要 191g。

（二）坚果类

1. **花生**　脂肪含量丰富，富含油酸和亚油酸，蛋白质含量高。每 100g 花生含 44g 脂肪，则早餐食用花生需要 386g，中餐食用花生需要 518g，晚餐食用花生需要 386g。

2. **腰果**　脂肪含量较低，淀粉较多的一种油脂型坚果，热量比大部分坚果低。每 100g 腰果含 51g 脂肪，则早餐食用腰果需要 333g，中餐食用腰果需要 447g，晚餐食用腰果需要 333g。

3. **核桃**　每 100g 核桃含 30g 脂肪，则早餐食用核桃需要 567g，中餐食用核桃需要 760g，晚餐食用核桃需要 567g。核桃仁中的锌、锰是人体不可缺少的微量元素，人体在衰老过程中锌、锰含量日渐降低，可通过食用核桃补充。

4. 松子　每 100g 松子含 63g 脂肪，则早餐食用松子需要 270g，中餐食用松子需要 362g，晚餐食用松子需要 270g。松子中的脂肪成分是油酸、亚油酸等不饱和脂肪酸，具有很好的软化血管的作用。

（三）油类

烹饪油类可分为动物脂肪猪油、牛油、黄油等，植物脂肪豆油、玉米油、花生油、菜油、茶油、香油等。其中豆油、椰子油含 99.9% 的脂肪，不适合老年人食用。

四、维生素类食物

五颜六色的果蔬含抗氧化和抗炎作用的营养素，可以延缓长皱纹等衰老症状的出现。男性每天推荐摄入 800μg 维生素 A、1.4mg 维生素 B；女性推荐摄入 700μg 维生素 A、1.2mg 维生素 B；成年人每天推荐摄入 10μg 维生素 D、100mg 维生素 C、400μg 叶酸。

（一）蔬菜

绿色蔬菜生菜、菠菜含蛋白质、叶绿素、维生素 A、维生素 B、维生素 C、钙、铁、磷等，所含的酶对胃、胰腺的分泌功能有良好作用，食用之前用开水烫一下，去掉影响口感的草酸。橙黄色蔬菜胡萝卜等富含叶黄素、类胡萝卜素可以保护眼睛，对抗皮肤损伤。

1. **花菜类**　每 100g 花菜含 80mg 维生素 C、60μg 叶酸。

2. **茎菜类**　每 100g 芹菜含 60mg 维生素 B、4mg 维生素 C、5μg 维生素 A、30μg 叶酸。

3. **叶菜类**　每 100g 菠菜含 32mg 维生素 C、243μg 维生素 A。

4. **茄果类** 每 100g 青椒含 80mg 维生素 C、0.4mg 维生素 B。

5. **根菜类** 每 100g 胡萝卜含 8 000μg 维生素 A。

（二）水果

推荐摄入维生素含量高、糖分少的应季水果。

1. **维生素 A 类** 西瓜、杏子、樱桃、苹果、荔枝。

2. **维生素 B 类** 葡萄、猕猴桃、橘子、香蕉、梨子。

3. **维生素 C 类** 柚子、柠檬、橙子、草莓、柿子。

4. **维生素 D 类** 猕猴桃、橙子、葡萄、苹果、火龙果。

5. **维生素 E 类** 木瓜、芒果、百香果、菠萝蜜。

附：全天食谱营养分析（表 2）

表 2　全天食谱营养分析

餐次	名称	原料生重 (g)	能量 (kcal)	碳水化合物(g)	蛋白质 (g)	脂肪 (g)	维生素 A (μg)	维生素 C (mg)
早餐	小米粥	130.0	469.3	97.5	11.7	3.9	–	–
	蒸虾	140.0	130.2	3.9	26.0	1.1	–	–
	核桃	200.0	672.0	12.2	25.6	59.8	–	–
总计	–	470.0	1 271.5	113.6	63.3	64.8	–	–
中餐	米饭	200.0	692.0	154.4	15.8	1.8	–	–
	清炒菠菜	150.0	42.0	6.8	3.9	0.5	364.5	–
	猪瘦肉	180.0	325.8	0.4	34.2	21.1	–	–
合计	–	530.0	1 059.8	161.6	53.9	23.4	364.5	–
晚餐	面条	250.0	751.3	164.0	22.3	1.4	–	–
	玉米	400.0	448.0	91.2	16.0	4.8	–	–
	橙子	200.0	94.0	23.6	2.0	–	–	66.0

续表

餐次	名称	原料生重(g)	能量(kcal)	碳水化合物(g)	蛋白质(g)	脂肪(g)	维生素 A(μg)	维生素 C(mg)
合计	—	850.0	1 293.3	278.8	40.3	6.2	—	66.0

注：食物经过烹饪后，能量及营养素含量会有偏差。对比示例2的蛋白质、碳水化合物、脂肪需要量，该食谱蛋白质和碳水化合物摄入较多，脂肪摄入较少，可以结合营养素基本需要量以及低脂高蛋白低碳水化合物的原则来调整食物用量。

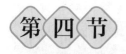

营养均衡的菜单设计

一、四季菜单设计

（一）春天

1. 饮食原则

（1）早春天气较寒冷，宜食用较高热量的食物来御寒。除谷物外，还可以食用芝麻、花生、核桃等食物。春分之后天气回暖，细菌、病毒等微生物大量繁殖，这时应重视维生素和无机盐的摄入。

（2）低温会使蛋白质分解加速，人体抵抗力下降，所以早春应该食用高蛋白食物，如牛肉、鸡肉、大豆制品等。温度升高后，蛋白质摄入量正常即可。

（3）甜食使人心情舒畅，适当食用甜食以顺应春天欣欣向荣的气息，有糖尿病的老年人可以换成水果拼盘。

2. 应季食物　应季食物的营养价值高，味道好，价格便宜，不添加激素催熟。

（1）蔬菜：油菜、菠菜、生菜、土豆、春笋、芥菜、黄瓜、苋菜、豌豆。

（2）水果：青枣、枇杷、桑椹、樱桃。

3. 营养形式　"春生"，春天阳气升发，应季果蔬丰富，因此春天以维生素为主要营养形式，可以在这个季节多补充维生素，防止传染病、呼吸系统疾病、旧病复发的可能。

4. 搭配推荐

（1）早餐：芝麻糊、鸡胸肉。芝麻为高热量食物，且具有补肝肾、益精血、润肠燥的作用，鸡胸肉为高蛋白食物，两者搭配确保了热量和蛋白质的摄入。

（2）中餐：辣椒炒豌豆、土豆焖牛肉、清炒菠菜。应季蔬菜豌豆、菠菜富含维生素，烹饪方式较清淡，牛肉为优质蛋白食物。

（3）晚餐：肉丝面条、炒黄瓜。晚餐不宜过饱，因为春天适合早睡早起，进食过饱有碍于胃气的布散，"胃不和则卧不安"。

（二）夏天

1. 饮食原则

（1）夏天天气炎热，多食用寒凉性质的食物以避暑，比如西瓜、冬瓜、梨子、绿豆、莲藕，素体脾胃虚弱的老年人适合食用平性且具有滋补作用的食物，如莲子、银耳，脾喜燥恶湿，寒凉物质易生湿。

（2）夏宜清补，选择清淡芳香的食物，不宜过食油腻之品。暑湿之气有碍于脾脏的运化，夏天人体容易食欲不振，清淡芳香的食物具有轻宣、升散、清疏的特性。

（3）注意无机盐和水溶性维生素的补充，夏天汗液的流失较多，通过富含无机盐和维生素的蔬菜水果及时补充，如生菜、洋葱。

2. 应季食物 根据收获季节的不同，食物体现不同的偏性，夏季的应季食物偏于寒凉。

（1）蔬菜：茄子、南瓜、秋葵、四季豆、洋葱、西红柿、冬瓜、芹菜、苦瓜、生菜、圆白菜、苋菜。

（2）水果：西瓜、桃子、李子、菠萝、芒果、火龙果、杏子、柠檬。

3. 营养形式 "夏长"，夏天万物生长，动物肌肉发达，优质蛋白质含量丰富，因此夏天以蛋白质为主要营养形式，在这个季节补充蛋白质，增强免疫力。

4. 搭配推荐

（1）早餐：绿豆汤、花卷。绿豆汤、莲子银耳汤等都可以解暑，每餐都可以作为饮品食用，碳水化合物的补充途径有花卷、红糖馒头、窝窝头、桂花糕等。

（2）中餐：凉拌秋葵、肉末茄子、洋葱鸡蛋。夏天尤宜凉拌菜，不仅开胃还解暑，秋葵、生菜、苦瓜等都可凉拌，另外中餐要确保蛋白质的摄入，猪瘦肉、牛肉、海鲜等。

（3）晚餐：冬瓜排骨面、清炒生菜。夏天较春天睡得晚，可以食用米饭、面条等高碳水化合物食物，同样不能过食。

（三）秋天

1. 饮食原则

（1）秋宜平补，秋季气候肃杀收敛，适合选择平性食物，如大米、玉米、糙米、萝卜、白菜等。

（2）气候干燥，可以食用滋阴润燥的食物，如蜂蜜、百合。

（3）不宜油炸之品。长夏到秋天为脾气旺盛之时，可食用健补脾胃的食物，如山药、莲子、核桃、芝麻、扁豆等。

2. 应季食物　按季节、节气上市的食物，有适合的生长环境。

（1）蔬菜：玉米、白菜、红薯、莲藕、花菜、山药、白萝卜、油菜。

（2）水果：葡萄、苹果、柚子、橘子、石榴、柿子、甘蔗、阳桃。

3. 营养形式　"秋收"，秋天是收获的季节，谷物到了最适合食用的季节，因此秋天以碳水化合物为主要营养形式，这段时间可以适当多摄入碳水化合物。

4. 搭配推荐

（1）早餐：蒸红薯、豆浆。红薯、玉米等粗粮在秋天营养成分最高，含有丰富的碳水化合物。

（2）中餐：芹菜炒百合、山药排骨汤、醋熘白菜。芹菜含有丰富的维生素，百合有滋阴润燥功效，山药、白菜都是应季食物，比较健康。

（3）晚餐：玉米粥、素馅包子。糜粥可养胃，晚餐可以食用较稠的米粥，粥和包子的搭配符合晚餐清淡的饮食原则。

（四）冬天

1. 饮食原则

（1）冬宜温补，冬季阴盛阳衰，选择温热之品助阳，如红枣、羊肉、荔枝等。

（2）注意脂肪的摄入量，冬季动物脂肪丰富，摄入量可稍高于正常值。

（3）天气寒冷促使甲状腺激素、肾上腺素的分泌增加，蛋白质、脂肪、糖类等营养素的分解，以增加人体的御寒能力，所以热量散失较多，饮食上以补充热能为主，如瘦肉、鸡蛋、鱼类、豆类。

2. 应季食物　冬天应季的绿色蔬菜种类少，注意通过其他途径摄入维生素。

（1）蔬菜：卷心菜、油麦菜、西蓝花、胡萝卜、白菜、黑木耳、蘑菇。

（2）水果：橘子、甘蔗、青枣、橙子。

3. 营养形式　"冬藏"，冬天万物闭藏，动物脂肪丰富，坚果油脂丰富，因此冬天以脂肪为主要营养形式，但是在这段时间不可过多摄入脂肪，以免对慢性疾病的发展不利。

4. 搭配推荐

（1）早餐：小鸡蘑菇面、牛奶。冬季适合早睡晚起，早餐不用进食过多，保证3个小时的活动即可，一般面条和牛奶作为搭配，也可以粥和馒头作为搭配。

（2）中餐：胡萝卜炖羊肉、炒油麦菜、炒西蓝花。冬季注意补阳，肉类食物可加入枸杞子、肉苁蓉等药食同源的补阳之品，绿色蔬菜较少，更要重视应季蔬菜的补充。

（3）晚餐：烙饼、鸡蛋汤。晚餐保证碳水化合物和蛋白质的摄入即可。

二、每餐的菜单设计

（一）营养的早餐

老年人消化能力减弱，新陈代谢缓慢，早餐不宜过早，建议进食之前饮温开水 150ml，补充夜间消耗的水分，同时有助于排便。早餐推荐在早 6:30～8:30 进食，选择温热质软的食物，除米、面等碳水化合物食物外，还要注意蛋白质和维生素的摄入。

1. **主食推荐**　富含碳水化合物的食物，比如面包、馒头、花卷。

2. **副食推荐**　富含优质蛋白质的食物，比如鸡蛋、瘦火腿、牛肉。

3. **饮品推荐**　富含维生素或蛋白质的液体食物，比如水果汁、蔬菜汁、牛奶、豆浆。

4. **搭配推荐**

搭配一：燕麦面包、煮鸡蛋、牛奶。燕麦含丰富的碳水化合物，鸡蛋和牛奶提供蛋白质，三者的搭配符合"干与稀"的搭配原则。

搭配二：黑麦面包、牛肉、水果汁。黑麦与燕麦碳水化合物含量相当，牛肉是优质蛋白质食物，水果汁富含维生素，且有助于消化。

搭配三：鸡蛋烧饼、瘦火腿、蔬菜汁。符合"荤与素"的搭配原则，保证了碳水化合物、蛋白质和维生素的摄入，鸡蛋烧饼的烹饪方式不宜过油腻。

搭配四：花卷、小菜、豆浆。小菜有助于开胃，花卷、馒头等富含碳水化合物，与豆浆搭配符合"干与稀"的搭配原则。

（二）全面的中餐

中餐推荐在 11:30～13:30 进食，食物的种类要丰富，食用一定量的肉类和蔬菜，要保证下午四个小时的能量消耗。

1. 主食推荐　选择粗加工的大米，或额外添加豆类、薯类，保证足够的主食。

2. 主菜推荐　高蛋白低脂的荤菜，比如鸡肉、虾类、鱼肉，烹饪方式不限，但不要太油腻。

3. 副菜推荐　富含维生素的素菜，比如生菜、菠菜、花菜、空心菜，尽量选择应季蔬菜。

4. 饮品推荐　助于消化的饮品，如果是热汤，推荐在饭前喝一碗，如果是冷饮，可以在饭后食用，避免一边进食，一边饮水。

一周中餐搭配示例见表 3。

表 3　一周中餐搭配示例

	主食	主菜	副菜	饮品
周一	米饭	糖醋排骨	炒生菜	玉米汁
周二	糙米饭	红烧鱼	炒菠菜	红枣汁
周三	糯米饭	肉末茄子	炒圆白菜	冬瓜汤
周四	八宝饭	蒸鲜虾	炒花椰菜	鸡蛋羹
周五	小米饭	醋熘带鱼	炒胡萝卜	水果汁
周六	红薯饭	麻婆豆腐	炒莴苣	排骨汤
周日	菱角饭	土豆鸡块	西红柿鸡蛋	蔬菜汁

（三）清淡的晚餐

晚餐一般在睡前 3 小时进食，不宜过饱，维持基本的营养需求即可。

1. 主食推荐　保证碳水化合物的摄入，除了米饭，也可食用面条、米粥、素馅包子等。

2. **副食推荐** 富含优质蛋白质的鱼类、豆类和虾类，开胃的小菜。

3. **饭后推荐** 富含维生素的水果拼盘、脂肪含量较低的坚果。

4. **搭配推荐**

搭配一：西红柿鸡蛋面、小菜、火龙果。一般在饭后半小时食用水果。

搭配二：素馅包子、白灼虾、腰果。虾类含多种氨基酸和矿物质，脂肪较低的坚果同样在饭后半小时食用。

搭配三：小米粥、清蒸鲫鱼、葱油饼。鱼汤鲜味重，可以刺激食欲，米粥有助于消化，葱油饼的烹饪方式不宜过油腻。

三、配料的选择

配料的作用有二：一是纠正食物的性味之偏，防止可能产生的毒性；二是去除某些食物的腥味。

（一）盐

碘盐替代一般食用盐，可补充体内微量元素的缺乏，我国居民膳食指南提倡每人每天食盐量应 < 6g。

（二）糖

糖又包括单糖、双糖和糖醇，单糖有葡萄糖、半乳糖和果糖；常见的双糖有蔗糖、乳糖以及麦芽糖；糖醇是单糖的重要衍生物，常见的有山梨醇、甘露醇、木糖醇、麦芽糖醇等。调味用的糖通常为蔗糖，低糖饮食是抗衰老的秘诀。我国居民膳食指南推荐每人每天添加糖摄入量不超过50g。

（三）油

食用油的种类可选择含单不饱和脂肪酸较多的植物油，单不饱和脂肪酸除可供给人体热能外，还能调整人体血浆中高、低密度脂蛋白胆固醇的比例，如增加高密度脂蛋白胆固醇水平、降低低密度脂蛋白胆固醇水平，从而防止人体内胆固醇过量，降低高脂血症、高血压、冠心病发生的风险。

1. **山茶油** 不含芥酸、胆固醇。山茶油中不饱和脂肪酸高达 90% 以上，油酸达到 80%～83%，亚油酸达到 7%～13%，但亚麻酸含量极低。

2. **橄榄油** 含丰富的单不饱和脂肪酸——油酸，还有维生素 A、维生素 B、维生素 D、维生素 E、维生素 K 及抗氧化物等。橄榄油被认为是迄今所发现的油脂中最适合人体营养的油。

3. **菜籽油** 人体对菜籽油的吸收率很高，可达 99%，菜籽油具有一定的软化血管、延缓衰老的功效，胆固醇含量很少，但芥酸含量较高，有冠心病、高血压的老年人慎用。

4. **花生油** 含不饱和脂肪酸 80% 以上，其中含油酸 41.2%，亚油酸 37.6%，花生油中还含有磷脂、维生素 E、胆碱等。

（四）调味料

1. **大蒜** 可以降低胆固醇水平，降低血压和血液黏稠度。

2. **生姜** 味辛、性微温，具有解表散寒、温中止呕、温肺止咳的作用，常用于风寒感冒、脾胃寒证、胃寒呕吐、肺寒咳嗽等证。

3. **紫苏叶** 具有解表散寒、行气和胃功效，一般与海鲜、鱼蟹一起烹饪，可去腥、解鱼蟹毒。

4. **葱白** 味辛、性温，具有发汗解表、通达阳气的功效，用于外感风寒、腹泻，外敷治疗疮痈疔毒。

第五章

老年人常用食材及烹饪方法

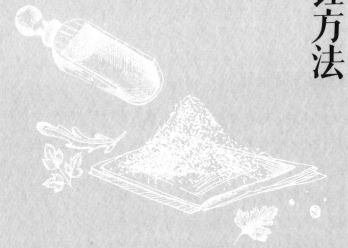

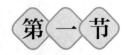

杂粮类食物的健康烹调技巧

"五谷杂粮"之说出现于春秋战国时期，《论语·微子》："四体不勤，五谷不分。"在传统认识中，五谷杂粮中的五谷通常指稻（水稻、大米）、黍（黄米）、稷（又称粟、小米）、麦（小麦）、菽（豆子），而五谷细粮由于口感好、味道香、制作方便及碳水化合物含量高等优点，在日常饮食中成为热量的主要来源，起到了维持人体生命活动的重要作用，其重要性及必要性不言而喻。然而，由于其营养单一及微量元素流失严重等缺点较为明显，杂粮类的粮食更受现代人提倡。研究显示，细粮由于制作步骤多，工艺复杂，导致多种微量元素流失严重，而粗杂粮由于制作步骤少，其中含有的微量元素流失也少，而这些微量元素对人体健康的营养价值十分重要。粗杂粮中的微量元素不仅种类比细粮丰富，含量也更高。

一、谷物类的健康烹调技巧

1. **小米**　小米熬成粥后味香柔滑，营养丰富，有"代参汤"之美誉。

选取方法：米粒大小、颜色均匀，呈乳白色、黄色或金黄色，有光泽，很少有碎米，无虫，无杂质。新米颜色微黄，色泽鲜艳，旧米则比较晦黯。优质小米闻起来具有清香味，尝起来味佳，微甜，无任何异味；劣质小米尝起来无味，或微有苦味、涩味及其他不良味道。

制作方法：淘洗小米时，不要用热水，不能用力揉搓，尽量减少清洗次数，以减少维生素的流失。熬粥时，应该等水沸腾后再加入小米，这样煮出来的小米粥才会黏稠，更有利于营养吸收。

保存方法：保持通风、干燥，选择合适容器放置阴凉处，避免虫咬、受潮。

2. 玉米　玉米的做法多种多样，对于老年人来说最为合适且最方便的方法是清蒸，能够保留玉米的营养及味道，也没有过多的烹饪步骤和调味剂。其次是煮汤或煮粥喝，例如与胡萝卜、排骨等搭配煮成汤，对于牙齿或消化不好的老人更加友好，且一些水溶性的营养元素也能更好地被吸收。最后是清炒，将玉米粒、豌豆及其他蔬菜丁搭配清炒，更能均衡膳食营养，口感、味道更加美味，但注意不可过油，也要少放调味料。煎炸对于老年人一般不提倡。

选取方法：看外观，玉米须翠绿，无黄、蔫、干叶，新鲜；手捏软硬适中，也可稍微拉开外层苞叶，玉米粒饱满有光，不塌陷、水分充足；闻着有清甜味。

制作方法：去皮后再清洗，以免将表面的污物带入玉米，将表皮剥干净后用清水冲洗表面，如果要剥出玉米粒单独食用的话，要注意尽量多留玉米胚部分，因为玉米胚尖集中了主要的营养成分，多食玉米胚尖可促进人体新陈代谢，调节神经系统功能，使皮肤光滑细腻，防止皱纹产生。玉米须也可用于煲汤，有利水消肿的功效。

保存方法：生玉米可剥去一部分外皮，留两三层内皮，装入保鲜袋放冰箱冷冻。冷冻后的鲜玉米煮制时可以不解冻，直接入锅煮。熟玉米就要用保鲜袋封紧，放入冰箱低温保存。

3. 红米　作为杂粮的主要组成部分，一般用于做成红米饭、红米粥、红米饼食用。也可用于酿酒，用红米酿成的红米酒备受广大人民青睐，因为它呈现葡萄酒一样的红色，且味道柔和、香甜。

选取方法：外观饱满，形态完整、有光泽，不能有虫蛀、破损；发霉、潮湿者不可选用。也可用手搓米，手掌发红有可能是商家添加了色素，应避免选用。

制作方法：清洗时应装入盆内，以适量清水反复淘洗 3～4 次，去除灰尘杂质；红米饭应趁热食用，以免凉后有略硬的现象；肠胃功能不佳者，不宜多食；做成粥时可与多种杂粮搭配，由于红米较坚硬，也比较吸水，可以比煮白米粥时多放些水，多煮一会，让其彻底煮软煮烂，更适合老年人进食，防止消化不良。红米磨成粉，可制成红米饼，但不可放过多的白砂糖调味，以免升高血糖。

保存方法：用合适的米桶保存，放置阴凉处，保持通风、干燥，避免虫咬、受潮。

4. **黑米**　用黑米熬制的米粥清香油亮，软糯适口，营养丰富，具有很好的滋补作用。也可以泡茶、煮饭或与多种食材搭配制成粥。

选取方法：外观饱满，形态完整、有光泽，不能有虫蛀、破损；发霉、潮湿者不可选用。由于黑米的黑色集中在皮层，胚乳仍为白色，可将米粒外面的皮层全部刮掉，观察米粒是否呈白色，若不为白色，则极有可能是人为染色的黑米。

制作方法：为了更多地保存营养，黑米往往不像白米那样精加工，而是多半在脱壳之后以"糙米"的形式直接食用。这种口感较粗的黑米最适合用来煮粥，而不是做成米饭。煮粥时，为了使它较快地变软，最好预先浸泡一下，让它充分吸收水分。一般要用水浸泡一整夜，为了避免黑米中所含的色素在浸泡中溶于水，泡之前可用冷水轻轻淘洗，不要揉搓；泡米用的水要与米同煮，不能丢弃，以保存其中的营养成分。然后用高压锅烹煮，20 分钟左右即可食用（也可用砂锅煮，但时间需要更长，火候也不能太大，选择中小火煮至软烂，其间要不停搅拌，防止糊底）。一般来说，黑粳米和黑糯米用来煮粥口感最好。黑籼米煮粥时，最好配些糯米或者白米来增加黏稠度。

保存方法：用合适的米桶保存，放置阴凉处，保持通风、干燥，避免虫咬、受潮。

5. **紫米**　紫米粥糯性强（有黏性），入口香甜细腻，口感好。

选取方法：米粒细长，颗粒饱满、均匀；外观色泽呈紫白色或紫白色夹小紫色块。

制作方法：紫米富含天然营养色素和色氨酸，下水清洗或浸泡会出现掉色现象（营养流失），因此不宜用力搓洗。浸泡后的水（紫红色）可随紫米一起蒸煮食用，不要倒掉。在用紫米蒸饭时，需要搭配适量糯米，即把准备好的紫米和糯米提前用清水浸泡1小时，再用于煮饭。煮粥时，加入适量清水，用大火煮开，再用小火慢慢熬煮，至锅中紫米软糯后，关火焖5分钟，即可出锅。

保存方法：用合适的米桶保存，放置阴凉处，保持通风、干燥，避免虫咬、受潮。

6. **高粱** 高粱传统上可用于制作各种各样的食品，如稀粥、高粱饼、糕点，或酿酒等。

选取方法：米粒饱满，呈橘红色，颜色均匀，虽略显粗糙，但表面看起来光滑发亮。一些比较扁且没有光泽的最好不要购买。

制作方法：熬粥时，需要先把高粱米清洗干净，换水后浸泡一晚，将水倒掉，在锅中放入1.5倍的水，大火煮至沸腾，转小火，其间不断搅拌，防止糊底。高粱一定要煮烂，不宜加碱煮食。高粱米做粥做饭，口感粗糙，磨成面粉做成点心，则细腻营养了很多。

保存方法：将其晒干后，放置在密封的袋子或者罐子里，注意防潮防虫即可。

7. **大麦** 大麦可以做成麦芽糖，麦芽糖可以泡水喝，也可直接食用；还可搭配红豆、薏米、红枣等食材煮成粥，既好吃又营养；还可直接泡水喝，具有补充营养、促进食欲等作用。

选取方法：挑选时有两个标准。一是颗粒的饱满程度，二是看有无杂质。尽量挑选颗粒饱满、无杂质的大麦。

制作方法：煮粥时，先淘洗干净，浸泡2小时以上，再与白米或其他杂粮一起煮，也需要先大火烧开后转小火。蒸米饭、打米糊搭配大米或五谷杂粮，可使口感变得细腻。炒大麦茶时要注意火候不能太大，锅热转小火。火大了，外面的皮糊了，但里面还没好。

保存方法：用合适的容器保存，放置阴凉处，保持通风、干燥，避免虫咬、受潮。

8. 燕麦 比较常见的食用方法是燕麦米煮粥，燕麦粉制作糕点，燕麦麸做饼；燕麦是一种低糖、高营养、高能量的食品。

选取方法：市面上出售的燕麦主要分为3种，纯燕麦、免煮燕麦、营养麦片。其中，最健康的是纯燕麦，因其能避免营养流失。

制作方法：纯燕麦属于粗粮，买回来后需要用冷水浸泡一段时间，再用大火煮开，煮出胶质后再转小火收汤汁，也可与白米共同煮成粥；燕麦片属于加工产品，可用开水直接冲开，也可搭配牛奶、水果食用，丰富其维生素。

保存方法：选择合适容器，放置阴凉处，保持通风、干燥，避免虫咬、受潮。

9. 荞麦 荞麦属于常吃的粗粮，做法多种多样，可以煮粥、烙饼、做面、馒头。由于荞麦的升糖指数很低，可作为减肥或控糖人群的主食，而其中荞麦面最受人们欢迎。

选取方法：第一，颗粒大小均匀，这样在煮食过程中受热均匀，利于食用。第二，质地饱满，这样的荞麦米营养充足，吃起来有嚼头，口感好。挑选时应选出几颗用手捏一捏，坚实、圆润者为佳。第三，要选有光泽的荞麦米，暗淡的可能会变质或发霉。

制作方法：最常见的吃法是煮粥，将荞麦米清洗干净，提前泡软，米粒煮至熟烂即可；做饭时，可与白米混合，中和口感；还可选择半成品荞麦面，不论是凉拌还是煮熟，搭配一些蔬菜、瘦肉都是不错的选择。注意一次不要吃太多，否则容易胀气，肠胃功能不好、脾胃虚寒的人尽量少吃。

保存方法：选择合适容器，放置阴凉处，保持通风、干燥，避免虫咬、受潮。

二、豆类的健康烹调技巧

1. **黄豆** 黄豆含有丰富的脂肪及胶原蛋白，既可用来炒菜，还能煲汤、煲粥，可搭配的食材较多。

选取方法：首先看外表，应选择外皮色泽光亮、皮面干净、颗粒饱满且整齐均匀的；其次看颜色，黄白色或淡褐色的质量较好。

制作方法：推荐老年人食用黄豆选择炖煮，如与猪脚搭配炖汤或焖烧、与海带搭配炖汤等。制作前先将黄豆用清水泡发 6 小时以上，选择砂锅长时间中小火炖煮或高压锅炖煮，使其中的营养成分完全煮出，便于更好地被人体吸收。

保存方法：选择合适的容器放置阴凉处，保持通风、干燥，避免虫咬、受潮。

2. **绿豆** 绿豆有清热解暑、生津止渴功效，多用于制作绿豆汤、绿豆粥、绿豆饼。

选取方法：优质绿豆外皮蜡质，子粒饱满、均匀，很少破碎，无虫，不含杂质，呈鲜绿色。次质、劣质绿豆色泽暗淡，子粒大小不均，饱满度差，破碎多，有虫，有杂质，颜色变黄或暗淡。

制作方法：做粥时应先将绿豆提前泡好过夜，再将泡好的绿豆与其他食材一起炖煮，大火烧开后转小火煮至黏稠；做绿豆汤时，需要多加水，放冰糖调味时应注意量不宜过多，以免影响血糖；也可将泡好的绿豆放凉，用搅拌机打成泥，制成绿豆饼。

保存方法：选择合适的容器放置阴凉处，保持通风、干燥，避免虫咬、受潮。

3. **红豆** 红豆本身有利尿作用，可改善水肿，一般可做粥、汤、面包、糕点等食用。

选取方法：优质红豆的表面呈偏赤色，看起来粒紧而饱满，颗粒大小均匀，且闻起来带有豆腥味。

制作方法：制作粥或汤时，先将红豆清洗干净，用水泡 6 小时，再加适量水，大火煮沸，然后小火熬至红豆成熟。制作糕点或面包时，应先将泡好的红豆打成蓉，做成馅料最佳。

保存方法：选择合适的容器放置阴凉处，保持通风、干燥，避免虫咬、受潮。

4. **蚕豆** 可以清炒，也可以油炸。

选取方法：新鲜蚕豆应该是翠绿色的，皮薄肉嫩，软糯可口。可分为白皮、青皮两种，白皮蚕豆口感较好，吃起来有点甜味；而青皮蚕豆产量较高，口感差一些，但是嚼劲十足。

制作方法：清炒时，先清洗干净，将蚕豆荚子剥去外壳，再剥去内皮洗净，下入开水锅内氽过即捞出，用冷水过凉。炒锅里倒入少量油，中火加热，翻炒使受热均匀；可搭配鸡蛋、韭菜等食材，提升营养。现市面上的蚕豆多用油炸，并加入多种调味料腌制，这种烹调方法不可取，不仅有大量油脂，在油炸过程中还会产生致癌物，不利于老年人身心健康。

保存方法：新鲜蚕豆去掉外面硬壳，清洗干净，放入冰箱冷冻保存，随吃随取。也可将新鲜蚕豆清洗干净后，放置于通风处晒干，这样不仅能保持蚕豆的新鲜度，还可增加储存时间。

5. **豌豆** 因其碳水化合物含量高、营养价值高、口感好，世界上许多国家将豌豆作为主食。食用方法简单多样，水煮、清炒、凉拌、煮汤都很适合。

选取方法：首先看豌豆荚的蒂，新鲜者颜色嫩绿；再剥开豌豆荚，新鲜的豌豆里面有一些细小水珠，且内外都是嫩绿色。

制作方法：最简单的方法就是水煮，煮熟即可，再稍微放点盐调味，豌豆本身就有鲜甜的味道。清炒也很常见，新鲜豌豆本身水分充足，不需要浸泡，只需清洗干净，焯水后与其他食材一同炒熟即可。豌豆磨成粉制作成的豌豆饼也十分有营养。

保存方法：未剥皮的豌豆不要清洗，可直接放入冰箱冷藏。也可将豌豆在开水中焯水 3 ~ 5 分钟，捞起晾凉，装入保鲜袋，直接放进冰箱冷冻室冷冻，这样保存时间更久。

三、根茎类的健康烹调技巧

1. **红薯** 红薯可以清蒸、煮粥、煮饭、烤制，制饼或红薯干等。

选取方法：一般要选择外表干净、光滑、形状好、坚硬和发亮的红薯；发芽、表面凹凸不平，表示不新鲜；红薯表面有小黑洞，表示内部已腐烂。

制作方法：清蒸红薯只需清洗干净外皮，再用蒸笼蒸熟即可食用，方便快捷；煮粥或煮饭时，可先将红薯切成适合大小的块状，与白米或其他杂粮一起煮；烤红薯也比较简单，选择合适烤箱，中火烤至熟透即可；也可将红薯先切成条状烘干制成红薯干，平时随取随吃。注意红薯不可一次性吃太多，否则容易胀气，不利于消化。

保存方法：生红薯用保鲜膜包裹放在阴凉、干燥、通风处，常温保存即可。

2. **山药** 蒸山药营养成分保留得最好；也可煮汤、煮粥、清炒，制成饼或其他糕点。

选取方法：首先要掂重量，大小相同的山药，较重的更好。其次看须毛，同一品种的山药，须毛越多，口感更面，含山药多糖更多，品质更好。最后再看横切面，肉质应呈雪白色，这说明是新鲜的，若呈黄色似铁锈，切勿购买。

制作方法：蒸山药时要将山药洗净，切成薄片，放入锅中，加入适量水，以小火蒸煮，蒸熟即可食用，口感温热滑嫩，适合老年人，亦可蘸取少量白糖食用；炒山药，将山药洗净去皮切成片，用少许油清炒，加入适量调味料即可；也可以将蒸好的山药与面粉混合，制成山药饼；还可以做山药粥，或与其他食材搭配煮汤。

保存方法：为了保持口感最好带皮保存，不需要清洗铁棍山药上的泥土，只要常温、干燥、阴凉处保存即可。

3. **土豆** 土豆作为可替代主食的杂粮之一，可以蒸、炖、炒、焖，制成各式小吃或菜肴，烹调方法多样。

选取方法：外形肥大匀称，表皮深黄、光滑，芽眼浅、无发芽，肉质黄、水分足、淀粉多者为佳。注意千万不可食用已发芽的土豆，因为其中的毒素会损害人体健康。

制作方法：先将土豆洗净、削皮，再选择制作方法，例如与大米一起焖煮，做成土豆焖饭；切丝，做成清炒土豆丝；碾成泥后与面粉混合制成土豆饼；还可以不去皮，直接烤熟食用。老年人切忌以大量油去煎炸，以免影响健康。

保存方法：最好是冷藏保存；也可于常温、避光、干燥、通风处保存，但时间不能太长。

4. **芋头** 可以清蒸、炖煮、制饼，做成丸子或与其他食材搭配烧制。

选取方法：首先拨开芋头的厚毛皮，看有无腐烂、斑点等，再看"沙眼"（即凹下去带土的小孔），沙眼越多，说明芋头品质越好，口感越粉糯。

制作方法：常见的做法有芋头扣肉，将芋头洗净去皮后，切成与肉片一样大小的块状，与肉一起放在碗中清蒸，这样既能去除肉的油腻，还可以吸收肉的香气；芋头直接清蒸，也是很好的选择；还能制成糖水，有补脾益胃的功效。

保存方法：放在通风、阴凉、干燥的环境中保存。

四、油料类的健康烹调技巧

1. **花生** 可以生食、炒食、煮食，亦可榨油或作副食。

选取方法：优质花生的果荚呈土黄色或白色，籽仁外衣呈白浅红色。

制作方法：清蒸花生或水煮最为方便快捷，也可加卤料做成卤花生，更有风味，还可与其他食材搭配炖煮；炸制的花生米因其油脂太多，不推荐老年人食用。

保存方法：可以将新鲜花生晾晒干，去除水分，装入干爽的罐子中，放在阴凉、通风处储存。

2. **油菜籽**　一般用于榨油。

选取方法：纯正的菜籽油呈深黄色或棕色，闻起来有菜籽香味。

制作方法：一般用于炒菜，有独特的味道。

保存方法：常温、避光保存即可。

3. **亚麻籽**　可以打成粉、榨成油或直接食用。

选取方法：外观有油性光泽、丰满者为佳。

制作方法：直接剥开外皮食用，或榨油拌沙拉。

保存方法：炒熟的亚麻籽放在食品罐里，冷藏即可。

4. **芝麻**　可做成芝麻糊、芝麻酱、芝麻粥，或撒在饭菜上增香。

选取方法：优质的芝麻粒饱满整齐，种皮薄，无灰尘、沙粒等杂质，闻起来有香气。

制作方法：先将芝麻与糯米共同磨成粉末，加水泡开就是一碗香甜可口的芝麻糊；或者将芝麻与大米一起煮成粥。

保存方法：将芝麻晒干后，阴凉通风处避光保存；或直接冷藏。

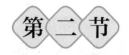

蔬菜烹饪方法

一、叶菜类

1. **小白菜**　作为最常见的蔬菜，小白菜的做法多样，清炒、煮皆可。

选择方法：颜色翠绿，叶嫩有光泽，叶柄肥厚者最佳。

制作方法：常见的做法是清炒小白菜，将其洗干净后，焯水断生，加少量油炒熟即可；也可将其切碎，与白米一起煮粥；抑或将小白菜在鱼汤中煮熟，也非常鲜美。

保存方法：洗净后控干水分，冰箱冷藏即可。

2. **大白菜**　大白菜水分足，且本身自带甜味，做成汤、清炒、炖煮都很美味。

选择方法：选择个头均匀偏大，包心瓷实，水分足，叶片包裹紧实的。

制作方法：将其洗净后，切成段，加醋清炒做成醋熘白菜；或与粉丝一起炖煮；或与鱼肉一起炖汤；或做成馅料。

保存方法：最好整颗冷藏保存，食用前剥去外层叶子即可。

3. **菠菜**　菠菜有很好的补铁功效，不宜煮太久。

选择方法：色泽浓绿，根为红色，茎叶不老，无抽薹开花，不带黄烂叶者为佳。

制作方法：焯水后，与粉丝、萝卜丝、木耳丝做成凉拌菠菜；或直接煮熟，滴几滴香油直接食用；或清炒、煮汤皆可。

保存方法：洗干净后控干水分，低温冷藏即可。

4. **芹菜**　芹菜具有特色味道，虽不被所有人接受，但可与各种食材搭配中和。

选择方法：根部多以翠绿色为主，颜色饱满，叶子嫩黄，味道清香者最佳。

制作方法：芹菜切段，焯水后，与肉片或虾仁等高蛋白食物一起清炒即可；也可煮熟后与其他食材一起凉拌；还可做成馅料。

保存方法：冰箱冷藏即可。

二、茄果类

1. **茄子**　茄子有青紫之分，以紫茄子多见；作为碳水化合物含量相对较高的蔬菜，茄子有丰富多样的做法。

选择方法：体型均匀、饱满，蒂翠绿，茄身有弹性、外皮紧致者最佳。

制作方法：最常见的做法是肉末茄子煲，将茄子洗净后，不需要去皮，直接切成长条，先撒少许盐，逼出水分，待茄子变软后加入肉末及调味料炖煮即可；也可直接上锅蒸熟，加入调味料，凉拌食用；还可与青椒、土豆一起炒，做成有名的家常菜地三鲜。

保存方法：阴凉通风处保存即可。

2. **番茄**　番茄有青红之分，一般选择红番茄食用；番茄做法多种多样，煮汤、清炒均可。

选择方法：外表完整、无开裂，皮色鲜艳光滑，用手轻按有弹性者为佳。

制作方法：建议不去皮食用，番茄皮中的营养素也很多，番茄洗净切小块后，与鸡蛋一起做成番茄蛋花汤，十分有营养且补充水分；也可与鸡蛋同炒，做成家常菜番茄炒鸡蛋；还可与牛肉一起炖煮。

保存方法：冰箱冷藏即可。

3. 辣椒　作为天然辣椒素的来源，辣椒很适合体虚寒的老年人食用。

选择方法：外表鲜艳有光泽，没有干枯、腐烂、虫害者为佳。

制作方法：洗净后切段，与猪肉一起清炒，做成小炒肉；也可以将辣椒蒸熟后与皮蛋一起捣碎，加入醋等调味料，做成凉拌辣椒皮蛋。

保存方法：洗净，控干水分，冰箱冷藏即可。

4. 秋葵　是一种常见的蔬菜，具有很高的营养价值。

选择方法：形状饱满、直挺，轻捏有韧性者为佳。

制作方法：秋葵表面有许多绒毛，易藏污纳垢，应先将绒毛洗干净，秋葵浸泡在苏打盐水里约 5 分钟，搓洗一下，将表面的绒毛清洗干净，再用清水清洗一遍；切记秋葵不可焯水，否则会让秋葵的营养流失掉；然后就可以清蒸、凉拌或煮汤了。

保存方法：冰箱冷藏即可。

三、瓜果类

1. 黄瓜　黄瓜既可以生吃，也可以烹饪后食用。

选择方法：表面的刺、瓜蒂新鲜，瓜体均匀、有弹性者为佳。

制作方法：最简单的方法是将黄瓜拍碎，加入花生碎、醋等调味料做成拍黄瓜；也可以切片清炒；还可以做成腌黄瓜，但盐分过高，不可多吃。

保存方法：冰箱冷藏即可。

2. 南瓜　南瓜碳水化合物含量较高，本身甜味很足，烹饪方法无需太复杂。

选择方法：尽量挑选熟一点的南瓜，这样含糖量更大，吃着甜，筋少；颜色深黄、条纹越清楚的越成熟。

制作方法：清蒸，蘸取白糖食用；蒸熟后捣碎，与白面一起做成南瓜饼；切片清炒；与小米煮粥，小米南瓜粥十分营养且养胃。

保存方法：没切开的常温阴凉处保存即可，切开的要用保鲜袋包好放入冰箱冷藏。

3. **冬瓜** 冬瓜味道鲜美，水分足，通常用于煲汤或小炒。

选择方法：表面光滑、无坑，颜色呈墨绿色的即可；冬瓜通常切片来卖，可根据自己需求，选择合适的量。

制作方法：冬瓜去皮、瓤后，切大块可做汤，切小片可清炒；还可以不去皮，只去瓤，往里加水及其他食材，直接放入大蒸锅中蒸煮，营养保存得更好。

保存方法：没切开的常温阴凉处保存即可，切开的要用保鲜袋包好放入冰箱冷藏。

4. **丝瓜** 丝瓜营养丰富，制作方法多样，蒸煮、清炒皆可。

选择方法：颜色浅，表皮纹路细小平滑者为佳。

制作方法：常见的有清炒丝瓜，先将丝瓜去皮，切成片状，与其他食材一起清炒；还可以切成块状，做成丝瓜汤；也可以蒸熟后凉拌。

保存方法：冰箱冷藏即可。

四、芽苗类

1. **绿豆芽** 绿豆芽水分足，维生素丰富，很适合清炒或做汤。

选择方法：根系细长、新鲜，芽身呈白色，弹性足，脆嫩感较好。

制作方法：豆芽洗净后，焯水控干，与其他食材一同清炒即可；也可与冬瓜或其他食材一起煮汤，能很好地补充水分及营养。

保存方法：控干水分，冰箱冷藏即可。

2. **黄豆芽** 黄豆芽较绿豆芽更粗，味道也重一些，比较适合清炒或炖煮。

选择方法：芽秆身挺直稍细、芽脚不软，脆嫩、光泽白，根须发育良好，无烂根、烂尖现象。

制作方法：洗净、去尾，焯水后与其他食材一起清炒，加入调味料，炒熟即可食用；也可焯水煮熟后加香油、芝麻，凉拌食用。

保存方法：控干水分，冰箱冷藏即可。

3. **花生芽** 花生芽较黄豆芽更粗，也比较适合清炒或炖煮。

选择方法：芽身粗壮有弹性，看起来有光泽，水分足、根须新鲜者为佳。

制作方法：食用方法很多，如焯过水之后凉拌、素炒或肉炒等。

保存方法：控干水分，冰箱冷藏即可。

4. **豌豆芽** 豌豆芽适合煮汤、清炒，也可以凉拌。

选择方法：根系细长、新鲜，看起来有光泽，颜色翠绿、水分足者为佳。

制作方法：洗净后焯水，加调味料清炒即可；也可直接凉拌食用；还可与豆腐、鱼肉等食材做成汤，营养更加均衡。

保存方法：控干水分，冰箱冷藏即可。

五、菌菇类

1. **香菇** 香菇有干香菇和新鲜香菇之分，新鲜香菇适合清炒，干香菇适合煲汤。

选择方法：菌盖干爽，表面摸起来紧绷、有弹性，菌盖底部纹路清晰、颜色洁白的香菇为佳。

制作方法：新鲜香菇根部泥垢较多，可以去掉一部分，洗净后切片，与肉一起清炒，加入调味料即可；干香菇要先泡发，再与肉一起炖煮或煮汤。

保存方法：新鲜香菇冰箱冷藏即可，吃不完的可以晒干做成干香菇；干香菇常温、干燥、阴凉通风处保存即可。

2. **茶树菇** 茶树菇口感比香菇更有韧性，可以煮汤、清炒，最普遍的做法是干锅茶树菇。

选择方法：菇盖完整，厚度合适，柄细短，有弹性，水分足者较好。

制作方法：新鲜茶树菇焯水后，与其他食材一同清炒；也可将干茶树菇泡发后煮汤，或与肉一起炖煮。

保存方法：新鲜茶树菇冰箱冷藏即可，吃不完的可以晒干做成干菇；干菇常温、干燥、阴凉通风处保存即可。

3. **杏鲍菇** 口感介于香菇及茶树菇之间，与肉的口感相似，无论是清炒还是煮汤都十分美味。

选择方法：菌盖为圆碟状，表面应有丝状光泽，平滑、干燥，菌柄肥硕、壮实，呈乳白色者最佳。

制作方法：洗净后切片，可与青椒和胡萝卜一起素炒，也可加入肉片荤炒，营养更加均衡；还可以煲汤。

保存方法：冰箱冷藏即可。

4. **猴头菇** 猴头菇也有干货和新鲜之分，干货多用于煮汤，新鲜的清炒、清蒸或煮汤皆可。

选择方法：个头均匀，色泽艳黄，质嫩肉厚，须刺完整，干燥无虫蛀，无杂质者质量好。

制作方法：洗净后加入料酒、生姜、大葱等调味料，放入蒸锅中蒸15～20分钟，取出后直接食用或切丝炒菜；也可以清水泡软，去掉杂质，切成小块，加入鸡汤或清水中煮熟。

保存方法：新鲜猴头菇需要先清洗干净，去除杂质，再控干水分放入冰箱冷藏。

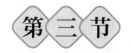

禽肉和畜肉烹饪方法

一、禽肉烹饪方法

1. **鸡**　鸡肉食用方法非常多，清炒、清蒸、炖汤、炖煮、烤制皆可，其中老母鸡和乌鸡最适合煲汤，营养价值极高。

选择方法：尽量选择现杀的鸡肉，也可以通过观察鸡皮颜色，肉的光泽和弹性判断新鲜程度。

制作方法：清炒，可先将鸡肉剁成合适大小，与其他食材如青椒一起大火快速炒熟，防止营养流失，炒太久鸡肉容易变柴；也可以整只直接炖汤，加入些许调味料，做成味道鲜美的鸡汤；还可与土豆等食材一同炖煮，使鸡肉更加软烂入味。

保存方法：短期保存冷藏即可，长期保存需冷冻。

2. **鸭**　根据鸭子的饲养天数可分为老鸭与嫩鸭，一般来说，嫩鸭适合炒、炸等烹饪方式；老鸭适合炖、焖、蒸等烹饪方式。

选择方法：尽量选择新鲜宰杀的鸭子，新鲜的鸭，其鸭皮上的脂肪呈淡黄色。

制作方法：宰杀去毛后，嫩鸭适合清炒，将鸭子剁成小块，放入锅中炒熟，加入去腥的葱、姜、蒜等调味料即可；老鸭更适合炖煮，剁成小块后，加入适量水，没过食材，放入八角、香叶、肉桂等香料，激发出鸭子的肉香，还能去腥，炖煮至软烂后，大火收汁至黏稠即可食用。

保存方法：短期保存冷藏即可，长期保存需冷冻。

3. **鹅** 鹅肉质较硬，适合炖煮、烧制、煲汤。

选择方法：尽量选择新鲜宰杀的鹅。

制作方法：炖煮较简单，将剁好的鹅肉焯遍水，洗尽血沫，再加入葱、姜、蒜、料酒、适量清水，大火炖煮，最后撒上葱花即可；烧鹅制法比较繁琐，简单来说，需要先去除内脏，再填入秘制酱料，封好后将表皮淋热油变脆，再放入烤炉中烤制。

保存方法：短期保存冷藏即可，长期保存需冷冻。

二、畜肉烹饪方法

1. **猪肉** 作为最常见的肉质食材，蒸、煮、炒、炖皆可。

选择方法：肉色鲜亮、有弹性，猪皮光滑不皱缩，闻起来没有臭味的即为新鲜猪肉。

制作方法：瘦肉适合做小炒肉，里脊肉适合做水煮肉片或锅包肉，排骨既可以炖汤，也可以焖煮、红烧，肥肉熬出的猪油可用于炒菜。

保存方法：冰箱冷藏即可，长时间保存需要冷冻。

2. **牛肉** 作为补充蛋白质的最佳畜肉，牛肉的制作方法也是多种多样，蒸、煮、炒、炖皆可。

选择方法：肉呈均匀红色，具有光泽，脂肪洁白色或呈乳黄色，闻着新鲜，有弹性者为佳。

制作方法：瘦肉适合清炒，还可以先卤制再清炒，做成家常菜回锅牛肉；也可清蒸做成粉蒸牛肉；牛腩的脂肪含量比其他部位高，更适合炖煮或煲汤，如土豆炖牛腩或萝卜牛腩汤，不仅能减少油腻感，还可使其更加软烂入味，适合老年人食用。

保存方法：冰箱冷藏即可，长时间保存需要冷冻。

3. **羊肉** 羊肉相对于牛肉脂肪偏高，可以清炒，但炖煮更加适合。

选择方法：表皮有弹性、光泽，无红斑者比较新鲜，肉呈鲜红色而不是暗红色或发白，还可以闻味道，新鲜羊肉有很浓的腥膻味，但不是腥臭味。

制作方法：清炒一般选择瘦肉部分，加入大葱，做成营养美味的葱爆羊肉，既可去除羊肉膻味，还可提升香气；炖煮时选择半肥半瘦的羊肉或羊蝎子，加入香料及一些配料，炖煮时间要长，尽量使羊肉的营养物质释放出来。

保存方法：冰箱冷藏即可，长时间保存需要冷冻。

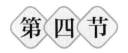
水产品烹饪方法

1. **鱼类**　鱼的烹饪方法很多，蒸、炒、煎、炖均可，可以根据鱼的品种选择不同做法。

选择方法：新鲜的鱼，在水中不翻肚，有活力，鳃盖紧闭，鱼鳃色泽鲜红，无黏液和污物，无异味，鱼眼光洁明亮，略呈凸状，鱼鳞有光泽，鱼肉鲜红有弹性。

制作方法：清蒸可选择鲜活、肉质嫩滑、腥味不重的鱼，如鲈鱼、多宝鱼等，将鱼洗净，去鳃、内脏，直接放入锅中清蒸，可加入姜片、葱丝去腥，时间不宜过长，水开后10分钟即可，最后加入调味料调味；红烧可选择鲫鱼、草鱼等肉质厚实的鱼，同上述步骤清理完毕后，先两面煎至定形捞出，加入葱、姜、蒜或辣椒等调味料，炒香后加入鱼及适量水，焖煮至汤汁浓稠即可；炖汤多选择鲫鱼、黄骨鱼这一类味道鲜美的鱼，可以搭配豆腐，有很好的滋补效果，处理好的鱼肉先两面煎至定形捞出，再加入适量水，水开后下豆腐继续煮，再加盐等调味料即可出锅；还可将鱼肉剁碎，加入淀粉，做成鱼丸，可以长期保存食用。

保存方法：鱼要现杀现吃，吃不完的鱼要冰箱冷藏。

2. **虾类**　虾也有许多品种，但烹调方法都差不多，由于虾本身就有鲜甜的味道，故烹调方法不宜过于繁琐，以免破坏营养。

选择方法：新鲜的虾活力很高，呈青色，头尾完整，头尾与身体紧密相连，虾身较挺，有一定的弹性和弯曲度。

制作方法：最简单且能保留虾原汁原味的方法是白灼，即先将虾剪去

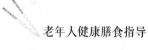

须脚，再放入烧开的水，水中放姜片、葱段、料酒，大火煮2分钟即捞出；也可做成香辣虾，先将虾开背、挑虾线、去头，起锅烧油，将虾炒熟后捞出备用，再加入辣椒、花椒、白糖、豆瓣酱等调味料，炒香后放入虾，翻炒均匀即可；还可将虾肉剥出后，与豆腐或鸡蛋一起清蒸，味道也十分鲜美；还可取虾仁，与青豆、玉米等一同清炒。

保存方法：尽量当天食用完，吃不完的可以冰箱冷藏，如果是没有做的可以冰箱冷冻保存。

3. **蟹类** 螃蟹肉质鲜美，口感丰富，富含谷氨酸、半胱氨酸、甲硫氨酸等氨基酸。

选择方法：选择蟹壳青而蟹腹白的，将其翻过来，能迅速翻身，用手触碰蟹眼，眼珠灵活转动，或是口吐泡泡，发出声音。

制作方法：可以清蒸、水煮、炖煮、爆炒，清蒸最为方便且保留原味，螃蟹清洗干净后，用绳子捆绑好四肢，腹部塞入一个姜片去腥，水开后，放入蒸锅中，大火蒸8~10分钟即可；也可直接水煮，加入姜片、葱段、料酒去腥，捞出后食用；也可将螃蟹去鳃及消化道，从中间劈开，加入啤酒或清水及酱汁，大火炖煮；还可用姜葱爆炒螃蟹。

保存方法：冰箱冷藏即可。

4. **贝壳类** 贝类多种多样，常见的有花蛤、扇贝、蛏子、蛤蜊等，清蒸、炖煮、爆炒皆可。

选择方法：新鲜的海鲜贝壳都是紧闭的，表面相对光滑，无畸形、变色。

制作方法：烹饪前，先把贝类放入食盐水中，搁置一段时间，让贝类吐出各种杂质和沙子，然后放入蒸锅中，大火蒸10分钟即可；也可以锅中烧水，放入贝类，加入葱段、姜片去腥，大火煮熟捞出即可；还可用葱姜炒熟，或用于煲汤。

保存方法：让贝类吐完沙后，放入塑料袋中，冰箱冷藏即可。

第六章

老年人养生药材分类

中药材包含植物的根和根茎、果实和种子、茎叶、全草、花、皮，以及动物、矿物等。并非所有的中药材均可用于药膳，这是由于药膳除了要具有一定的养生和食疗作用外，还需考虑其食用性、安全性和适用性。老年人养生药材是指那些口感适合食用，易被人们接受，同时无明显毒副作用、无严格剂量要求的药食两用的中药材。

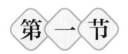

第一节

清热解毒类

1. 金银花

【性味归经】甘，寒。入肺、胃经。

【功效】清热解毒，疏散风热。

【药理作用】

（1）抗炎与解热作用：金银花对二甲苯所致的小鼠耳肿胀有抑制作用，同时可降低小鼠血清中肿瘤坏死因子-α和白细胞介素-6的含量。

（2）抗病毒作用：金银花具有广谱抗病毒作用，包括禽流感病毒、甲型流感病毒、狂犬病毒、巨噬细胞病毒、单纯疱疹病毒、柯萨奇病毒等。

（3）抗菌作用：对金黄色葡萄球菌，溶血性链球菌，肺炎球菌，革兰氏阴性菌如痢疾杆菌、大肠埃希菌、百日咳杆菌、铜绿假单胞菌等有不同程度的抑制作用。

【应用】用于外感风热，温病初期，发热烦渴，痈肿疔疮，喉痹咽痛，热毒血痢，为治疮痈要药。本品经蒸馏制成金银花露，能清热解暑，用于暑热烦渴，小儿热疖、痱子等证。

【食用注意】脾胃虚寒者忌用。

2. 蒲公英

【性味归经】苦、甘，寒。归肝、胃经。

【功效】清热解毒，消肿散结，利湿通淋。

【药理作用】

（1）抗肿瘤：蒲公英中的抗肿瘤组分为蒲公英水提物、乙酸乙酯提取

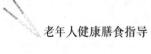

物和多糖。

（2）抑菌：蒲公英提取物皂苷对多种细菌、病毒有抑制作用。

（3）蒲公英有对抗内毒素、保护细胞膜及恢复呼吸功能与酶活性的作用。

（4）增强免疫功能，抗氧化，保护心肌等作用。

【应用】用于疔疮肿毒，乳痈，目赤，咽喉肿痛，肺痈，瘰疬，肠痈，湿热黄疸，热淋涩痛。

【食用注意】本品服用过量可致缓泻，故脾胃虚寒者忌用。

3. 土茯苓

【性味归经】甘、淡，平。归肝、胃经。

【功效】解毒，除湿，通利关节。

【药理作用】

（1）抗肿瘤：土茯苓对黄曲霉毒素所致肝癌、子宫颈癌有一定的抑制作用。

（2）解毒：土茯苓煎剂、烯醇提取物和粗黄酮制剂可缓解棉酚中毒所致的肝脏病理损伤。

（3）抗血栓形成：土茯苓注射液对下腔静脉血栓形成及体外血栓形成均有显著的抑制作用。

【应用】用于梅毒及汞中毒所致的肢体痉挛，筋骨疼痛；湿热淋浊，带下，痈肿，瘰疬瘿瘤，疮疡等。

【食用注意】肝肾阴虚者慎服本品，服药时忌茶。

4. 鱼腥草

【性味归经】辛，微寒。归肺经。

【功效】清热解毒，消痈排脓，利尿通淋。

【药理作用】

（1）抗菌：鱼腥草素对金黄色葡萄球菌、流感杆菌、大肠埃希菌、痢疾杆菌、青霉菌、酵母菌、伤寒杆菌均有明显的抑制作用。

（2）抗肿瘤：鱼腥草素能调节机体的非特异性免疫，对胃癌、肺癌、贲门癌具有一定的防治作用。

【应用】用于湿热所致之肺痈吐脓、痰热喘咳、热痢、热淋、痈肿疮毒等。

【食用注意】本品性寒，虚寒证及阴性疮疡忌服。不宜久煎。

5. 荷叶

【性味归经】苦、涩，平。归肝、脾、胃经。

【功效】荷叶：清暑化湿，升发清阳，凉血止血；荷叶炭：收涩化瘀止血。

【药理作用】

（1）减肥降脂：荷叶提取物能抑制机体消化功能，减少脂质和碳水化合物吸收，加强油脂代谢及能量损耗，从而实现减肥降脂功效。

（2）抑菌：荷叶中含较多的碱性成分，如莲碱、荷叶碱等，这些碱性成分能抑制有丝分裂，具有较强的抑菌效果。

（3）抗氧化：荷叶水提物对自由基和超氧阴离子有很强的清除能力，具有很强的抗氧化活性。

【应用】荷叶：用于暑湿所致之烦渴、泄泻、食欲不振等。荷叶炭：用于血热所致之吐衄、便血崩漏、产后血晕等。

【食用注意】荷叶畏桐油、茯苓。气虚不能摄血之失血证忌用。

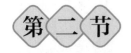

滋阴补肾类

1. **黄精**

【性味归经】甘，平。归脾、肺、肾经。

【功效】润肺滋阴，补脾益气。

【药理作用】

（1）免疫调节：黄精多糖可使免疫细胞增多，增强机体免疫力。

（2）抗肿瘤：黄精多糖具有显著的抗肿瘤作用。

（3）抗炎：滇黄精可抑制炎症细胞在病灶的过度堆积，降低炎症反应对机体的氧自由基损伤。

（4）抗氧化和延缓衰老：黄精具有抗骨质疏松，延缓神经细胞衰老的作用。

（5）抗疲劳：黄精作为补气药，能够改善组织代谢情况，缓解疲劳状态。

（6）抗菌、抗病毒：黄精多糖对大肠埃希菌、副伤寒杆菌、金黄色葡萄球菌、单纯疱疹病毒有一定抑制作用。

【食用注意】脾虚泄泻，痰湿痞满者禁服。

2. **枸杞**

【性味归经】甘，平。归肝、肾经。

【功效】滋补肝肾，养肝明目，滋阴润肺。

【药理作用】

（1）具有免疫调节作用。

（2）可提高血睾酮水平，具有强壮作用。

（3）对造血功能有促进作用，可显著提升白细胞。

（4）具有抗衰老、抗肿瘤、降血脂、降血糖、降血压作用。

【食用注意】脾虚便溏者慎服。

3. 桑椹

【性味归经】甘、酸，寒。归心、肝、肾经。

【功效】滋阴养血，滋补肝肾，生津润燥。

【药理作用】

（1）桑椹含有丰富的活性蛋白、维生素、氨基酸、胡萝卜素、矿物质等成分，可提高人体免疫力，延缓衰老。

（2）改善皮肤（包括头皮）血液供应，营养肌肤，乌发养颜。

（3）明目，缓解眼睛疲劳、干涩症状。

（4）对溶血性反应有增强作用，可防止人体动脉硬化，促进新陈代谢。

（5）促进胃液分泌，刺激肠蠕动，解除燥热，具有生津止渴、促进消化、帮助排便等作用。

【应用】用于阴血亏虚所致之眩晕、目暗耳鸣、心悸失眠、须发早白、肠燥便秘、津伤口渴等。

【食用注意】因桑椹中含有很多鞣酸，食用过多会影响钙质吸收，因此缺钙严重的老年人应避免食用。另外，体虚便溏者不宜食用。

4. 石斛

【性味归经】甘，微寒。归胃、肾经。

【功效】生津养胃，滋阴清热。

【药理作用】

（1）增强机体免疫力：石斛多糖能使感染病毒者抗体细胞数量明显增多，T细胞和B细胞显著增殖，具有免疫增强作用。金钗石斛多糖具有直接促进淋巴细胞有丝分裂的作用。

（2）金钗石斛能兴奋肠管，使其收缩幅度增加，促进胃肠蠕动。

（3）石斛甲醇提取物能抗血小板凝聚；金钗石斛水煎剂有扩张血管作用。

（4）其他：抗衰老、抗肿瘤、降血糖作用。

【应用】用于阴虚内热所致之肾虚目暗、口干口渴、食少干呕、视力减退、腰膝软弱、筋骨痿软等。

【食用注意】温热病早期阴未伤者、湿温病未化燥者、脾胃虚寒者均禁服。

5. 黑芝麻

【性味归经】甘，平。归肝、肾、大肠经。

【功效】补益肝肾，养血益精，润肠通便。

【药理作用】

（1）治便秘：含脂肪油，能滑肠缓泻。

（2）防治动脉硬化：所含亚油酸可降低血中胆固醇含量。

（3）降血糖：黑芝麻提取物可降低实验动物血糖，增加肝脏及肌肉中糖原含量。

【应用】用于肝肾不足、精血亏虚所致之须发早白、腰膝酸软、头晕耳鸣、视物昏花、目暗不明、肠燥便秘。

【食用注意】脾弱便溏者禁服。

6. 龟甲胶

【性味归经】甘、咸，平，归肝、肾经。

【功效】滋阴补肾，补血止血。

【药理作用】

（1）对甲状腺、肾上腺功能的影响：龟甲能够有效降低甲状腺功能亢进型大鼠的甲状腺功能，并能对肾上腺功能产生影响。

（2）增强免疫：龟甲胶有生成血小板及白细胞作用，可增强机体免疫力。

（3）促进发育：龟甲能够促进骨髓间充质干细胞增殖，从而促进生长发育。

（4）延缓衰老：龟甲95%乙醇提取物，有较强的体外抗氧化活性。

【应用】用于阴血亏虚所致之肾虚骨痿、心虚惊悸、失眠健忘等，以及阴虚血热所致之崩漏、月经过多。

【食用注意】胃有寒湿者忌服。

7. **鳖甲**

【性味归经】咸，微寒。归肝、肾经。

【功效】滋阴清热，潜阳息风，软坚散结。

【药理作用】

（1）增强免疫：鳖甲多糖具有提高免疫功能作用。

（2）抗癌：鳖甲多糖能明显抑制S180荷瘤小鼠肿瘤的生长，其作用机制可能是增强了荷瘤小鼠的非特异性免疫功能和细胞免疫功能。

（3）降血脂：能降低总胆固醇水平，升高高密度脂蛋白水平，减少脂肪吸收，促进脂肪代谢。

（4）其他：鳖甲还具有补血、抗纤维化、预防辐射损伤、抗突变、增加骨密度、抗疲劳等作用。

【应用】用于阴虚所致之骨蒸劳热、咯血、动风，以及癥瘕积聚等。

【食用注意】脾胃虚寒者禁服。

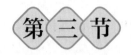

益气补血类

1. 人参

【性味归经】甘、微苦，微温。归脾、肺、心、肾经。

【功效】大补元气，复脉固脱，补益脾肺，生津养血，安神益智。

【药理作用】

（1）对免疫功能的影响：人参皂苷和人参多糖可提高机体非特异性免疫和特异性免疫功能。

（2）对中枢神经系统的影响：促进脑内 DNA、RNA 和蛋白质合成；增加脑供血，改善脑能量代谢；促进脑神经细胞发育，增加动物脑的重量及大脑皮质厚度，提升海马区神经元功能；保护神经细胞，抑制神经细胞凋亡和坏死。此外，还能调节中枢神经兴奋和抑制过程，使大脑皮质兴奋和抑制过程趋于平衡，提高工作效率。

（3）对内分泌及生殖系统的影响：人参皂苷可兴奋下丘脑 - 垂体 - 肾上腺皮质轴并增强其功能；增强下丘脑 - 垂体 - 性腺轴功能，促进垂体前叶释放促性腺激素，加速性成熟过程，增加性腺重量，使精子数量增加且活动力增强；人参短期内大量应用，可促进垂体前叶释放促甲状腺激素。

（4）对心血管系统的作用：增强心肌收缩力，增加心排出量和冠脉血流量，减慢心率；扩张血管、调节血压，改善微循环状态；减轻休克症状；减轻缺血心肌损伤，缩小心肌梗死面积。

（5）对骨髓造血功能的影响：增强骨髓造血功能，对骨髓细胞 DNA、RNA、蛋白质及脂质合成有促进作用。促进骨髓细胞有丝分裂，增加正常及贫血动物的红细胞、白细胞和血红蛋白含量。促进各系造血祖细胞的增殖与分化。

（6）人参具有"适应原样作用"，能增强机体维持内环境稳定的能力，增强机体对物理、化学和生物学等多种有害刺激的非特异性抵抗能力，具有明显的抗高温、抗寒冷、抗缺氧、抗疲劳作用。

【应用】用于诸虚所致之肢冷脉微、脾虚食少、肺虚喘咳、津伤口渴、内热消渴、久病虚羸、惊悸失眠、阳痿等。

【食用注意】阴虚阳亢、骨蒸潮热、咳嗽吐衄，肺有实热或痰气壅滞的咳嗽，肝阳上升、目赤头晕及一切火郁内实之证均忌服。不宜与藜芦、五灵脂同用。

2. 山药

【性味归经】甘，平。归脾、肺、肾经。

【功效】补脾养胃，生津益肺，补肾涩精。

【药理作用】

（1）延缓衰老：山药多糖等具有清除自由基、抗氧化作用。

（2）降血糖：山药水煎剂可降低糖尿病模型小鼠血糖、血脂水平。

（3）对消化系统的作用：山药提取物可抑制胃排空及肠管推进运动，增强小肠吸收功能。

（4）对免疫功能的影响：山药多糖可提高免疫细胞含量。

（5）其他作用：山药能促进受损肾小管的再生修复和重建，有效保护肾功能。加强体内蛋白质及肝脏脂肪代谢，提高氨基酸利用率，减少脂肪沉积。还可缓解体力疲劳。

【应用】用于脾虚食少、久泻不止、肺虚喘咳、肾虚遗精、带下、尿频、虚热消渴等。

【食用注意】湿盛中满或有实邪、积滞者禁服。

3. 大枣

【性味归经】甘，温。归脾、胃、心经。

【功效】补中益气，养血安神。

【药理作用】

（1）降低胆固醇，保护肝脏。

（2）抑制癌细胞增殖，具有抗突变作用。

（3）增加白细胞内 cAMP 含量，增加小鼠肌力。

（4）镇静、抗炎、镇痛，抗变态反应。

【应用】用于脾虚所致之食少、体倦、便溏；心气虚所致之妇人脏躁、惊悸等。

【食用注意】湿盛苔腻、脘腹作胀者少食。

4. **蜂蜜**

【性味归经】甘，平。归肺、脾、大肠经。

【功效】健脾补中，滋阴润燥，缓急止痛，解毒。

【药理作用】

（1）补充能量：所含单糖不经消化即可吸收，迅速补充体力。

（2）增强抵抗力，杀菌。

（3）扩张冠状动脉、营养心肌，改善心肌功能。

（4）促进肝细胞再生，对脂肪肝形成具有一定抑制作用。

（5）调节胃肠功能，促进胃肠蠕动。

【应用】用于脾气虚弱或肺虚所致之脘腹隐痛、肺燥干咳、肠燥便秘等；解乌头类药毒；外治疮疡不敛、水火烫伤等。

【食用注意】痰湿内蕴、中满痞胀及大便不实者慎食。

5. **黄芪**

【性味归经】甘，微温。归肺、脾经。

【功效】补气升阳，固表止汗，利水消肿，生津养血，行滞通痹，托毒排脓，敛疮生肌。

【药理作用】

（1）抗病毒：黄芪具有抗流行性感冒病毒、乙型肝炎病毒、疱疹病毒的作用。

（2）对免疫系统的调节作用：黄芪多糖能使脾脏的浆细胞增殖，促进抗体合成。增强网状内皮系统吞噬功能，使血白细胞、巨噬细胞数量明显升高。

（3）对心血管的作用：增加心输出量，增强心肌收缩力，改善心脏舒缩功能；改善微循环，缩小梗死面积，减轻心肌损伤。

（4）对血液流变性的影响：通过调节血管张力、血压及细胞间相互作用，抑制血小板聚集、白细胞黏附和平滑肌细胞增殖，调节血管自身稳定性，增强机体非特异性免疫功能。

（5）对蛋白质及核酸代谢的调节作用：黄芪煎剂对体外培养的肝细胞有促进其 RNA 合成作用。

（6）其他：黄芪还具有抗衰老、降血糖、抗肿瘤等作用。

【应用】用于气虚乏力、食少便溏、中气下陷、久泻脱肛、便血崩漏、表虚自汗、气虚水肿、内热消渴、血虚萎黄、半身不遂、痹痛麻木、痈疽难溃、久溃不敛等。

【食用注意】内有积滞，阴虚阳亢，疮疡阳证、实证者不宜服用。

6. 当归

【性味归经】甘、辛，温。归肝、心、脾经。

【功效】补血活血，调经止痛，润肠通便。

【药理作用】

（1）对血液系统的作用：当归多糖不仅可以增加外周血白细胞、红细胞、血红蛋白数量，还能显著促进造血干细胞与造血祖细胞增殖分化，多方面改善机体造血功能。

（2）对循环系统的作用：①对心血管系统的作用：当归及其挥发油具有调节血管生成、抑制心肌细胞肥大和抗心律失常作用；②抗血小板凝聚：当归所含的挥发油、阿魏酸能改善血液黏稠度，抑制血小板聚集，促进微循环；③抗动脉粥样硬化：当归及其有机酸成分阿魏酸具有抗动脉粥样硬化作用。

（3）免疫作用：当归多糖可以激活不同种类免疫细胞，也可激活补体系统，促进细胞因子生成，对免疫系统具有调节作用。

（4）抗肿瘤作用：硫酸酯化当归多糖对小鼠的肿瘤生长有抑制作用。

（5）对脏器的保护作用：当归多糖是防治肺纤维化的有效成分，亦能降低酒精性肝损伤的丙氨酸转氨酶（ALT）和天冬氨酸转氨酶（AST），减轻肝脏损伤。

（6）抗炎镇痛作用：当归对多种致炎剂引起的急性毛细血管通透性增高、组织水肿及慢性炎性损伤均有抑制作用，且抑制炎症后期肉芽组织增生。

（7）抗病毒作用：当归多糖具有抗细胞氧化损伤的作用，对获得性免疫缺陷综合征（AIDS）、乙型肝炎可能有一定的治疗作用。

（8）其他作用：抗辐射、抗氧化、抗衰老、抗银屑病、降血糖等。

【应用】用于血虚所致之萎黄、眩晕、惊悸、月经不调、经闭，以及虚寒腹痛、风湿痹痛、跌仆损伤、痈疽疮疡、肠燥便秘等。

【食用注意】湿盛中满、大便溏泄者忌用。

7. 阿胶

【性味归经】甘，平。归肺、肝、肾经。

【功效】补血滋阴，润燥，止血。

【药理作用】

（1）生血作用：阿胶对造血系统的促进作用与其所含胶原蛋白、糖胺多糖存在密切关系。还可治疗晚期肿瘤患者化疗引起的外周血血小板减少症。

（2）对免疫系统的作用：阿胶溶液对脾脏有明显的增重作用，对胸腺重量略有减轻作用，可提高巨噬细胞的吞噬能力。

（3）对心血管系统的作用：阿胶能使内毒素引起的血压下降、总外周阻力增加、血液黏度上升以及球结膜微循环障碍等病理改变减轻或尽快恢复正常。阿胶对休克时血液黏滞性增加有明显的抑制作用，可使微循环障碍改善，动脉血压得以较快恢复、稳定。阿胶对血管还有扩容作用。

（4）抗疲劳和耐缺氧作用：能明显提高机体有氧和无氧耐力，增强机体对疼痛反应的抑制能力，促进运动性疲劳的消除。

（5）增强记忆作用。

（6）抗休克作用：阿胶能明显抑制休克时的血液黏滞性增加，使微循环改善，动脉压得以较快恢复及稳定。

（7）平喘作用：阿胶有防治哮喘的作用。

（8）抗癌作用：阿胶可促使肿瘤细胞凋亡。

【应用】用于阴血亏虚所致之贫血、惊悸、燥咳、咯血、吐血、衄血、便血等。

【食用注意】阿胶不能直接入煎剂，须单独加水蒸化，加入汤剂，称为烊化。本品性质滋腻，脾胃虚弱、腹胀便溏者慎服。

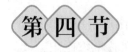

健脾开胃类

1. 山楂

【性味归经】酸、甘，微温。归脾、胃、肝经。

【功效】消食健胃，行气散瘀，化浊降脂。

【药理作用】

（1）促进消化：能增加胃消化酶的分泌，提高胃蛋白酶活性，帮助消化食物。

（2）对心血管的作用：可增加冠脉流量，降低心肌耗氧量，防止心肌缺血、缺氧，还能抗心律失常。

（3）促进免疫功能：山楂对非特异性免疫、体液免疫及细胞免疫均有促进作用。

（4）调节脂质代谢：山楂及山楂黄酮具有良好的调节胆固醇作用，可用于防治动脉粥样硬化性疾病。

（5）抑制血小板聚集：山楂叶中的有效成分总黄酮对动脉血管内皮损伤所致的血栓形成具有明显抑制作用。

（6）其他：山楂还具有抗癌、抗氧化、抑菌、降血糖作用。

【应用】用于食积所致之脘腹胀痛、纳呆厌食、嗳腐吞酸；气滞血瘀之胸痹心痛、高脂血症等。

【食用注意】脾胃虚而无积滞者忌服。胃酸过多、消化性溃疡者慎服。忌铁、铝器具。

2. **麦芽**

【性味归经】甘，平。归脾、胃、肝经。

【功效】消食化积，回乳消胀。

【药理作用】

（1）助消化作用：麦芽所含淀粉酶可将淀粉分解为麦芽糖和糊精。麦芽煎剂对胃酸及胃蛋白酶的分泌似有轻度促进作用。所含维生素 B 亦能促进消化，增进食欲。

（2）催乳作用：麦芽给产后母鼠服 10 天，可使子鼠体重增长加快，母鼠血清催乳素水平增高，乳腺腺泡扩张及乳汁充盈程度提高。

（3）其他：麦芽还具有降糖、降脂作用。

【应用】用于食积所致之食欲不振、脘腹胀满等；肝郁气滞之胃痛、乳房胀痛等。

【食用注意】老年人长期食用易加重胃肠负担。

3. **莱菔子**

【性味归经】辛、甘，平。归脾、胃、肺经。

【功效】消食除胀，降气化痰。

【药理作用】

（1）对消化功能的影响：莱菔子有收缩离体胃、十二指肠平滑肌作用。

（2）镇咳、祛痰、平喘：莱菔子对气管有松弛作用，其提取物 β 谷固醇有一定的镇咳、祛痰作用。

（3）抗菌：莱菔子抗菌的有效成分为莱菔子素，对葡萄球菌和大肠埃希菌等具有显著抑制作用。

（4）降压：莱菔子注射液的降压作用起效迅速，但降压作用维持时间短，血压回升较快。

（5）抗癌：莱菔子素等多种化学物质能够对食管癌、结肠癌、乳腺癌等表现出良好的抗癌活性，具有较强的抗癌作用。

（6）降血脂：莱菔子水溶性生物碱具有降脂作用，且其降脂作用随着用药剂量的增加而增强。

【应用】用于食积气滞所致之脘腹胀满、嗳腐吞酸、大便秘结等；痰壅气滞之咳嗽痰多、胸闷喘满等。

【食用注意】本品辛散耗气，故气虚及无食积、痰滞者慎用。不宜与人参同用。

4. 鸡内金

【性味归经】甘，平。归脾、胃、小肠、膀胱经。

【功效】健脾消食，涩精止遗，通淋化石。

【药理作用】

（1）对人体胃功能的影响：鸡内金能促进胃液分泌、增强消化能力，加快胃排空速率。

（2）对糖尿病高脂血症的影响：鸡内金多糖通过降低总胆固醇（TC）、甘油三酯（TG）、低密度脂蛋白胆固醇（LDL-C）和空腹血糖浓度，升高高密度脂蛋白胆固醇（HDL-C），从而有效降低糖尿病高脂血症大鼠血糖和血脂水平，并能改善其细胞免疫功能。

（3）生鸡内金能缓解乳腺增生症状。

【应用】用于食积所致之消化不良、呕吐、反胃，以及肾气不固所致之遗精、遗尿，结石症等。

【食用注意】脾虚无积者慎服。鸡内金含有的胃激素在高温下易被破坏，故一般以生用（焙干研末）为佳。

5. 陈皮

【性味归经】苦、辛，温。归脾、肺经。

【功效】理气健脾，燥湿化痰。

【药理作用】

（1）对消化系统的作用：陈皮能抗胃溃疡，保肝利胆。

（2）祛痰、平喘：陈皮所含挥发油有刺激性祛痰作用，主要有效成分为柠檬烯。

（3）对心血管系统的作用：可增加心输出量和心脏收缩幅度，增加脉压，升高左心室内压及其最大上升速率，减少左室舒张末压，增加每搏输出量，提高心脏指数，并可短暂增加心肌耗氧量和总外周血管阻力，使血压显著升高。

（4）降血脂和防治动脉粥样硬化：陈皮中含有的磷酰橙皮苷有降低血清胆固醇作用。

【应用】用于中焦气滞所致之脘腹胀满、不思饮食、恶心呕吐等，以及湿痰或寒痰所致之咳嗽痰多、胸胁胀满等。

【食用注意】气阴亏虚者慎用，干咳少痰者忌用。

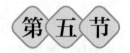

止咳平喘类

1. **紫苏子**

【性味归经】辛，温。归肺、大肠经。

【功效】降气消痰，止咳平喘，润肠通便。

【药理作用】

（1）促进学习记忆能力。

（2）抑制血小板聚集。

（3）降血脂。

（4）抗衰老。

（5）抗炎、抗过敏。

（6）止咳、平喘、化痰。

【应用】用于痰壅气滞所致之咳嗽气喘、胸胁胀满、气滞便秘等。

【食用注意】气虚久嗽、阴虚喘逆及脾虚便溏者慎用。

2. **杏仁**

【性味归经】苦，微温；有小毒。归肺、大肠经。

【功效】止咳平喘，润肠通便。

【药理作用】

（1）对呼吸系统作用：苦杏仁可缓解支气管平滑肌痉挛。

（2）抗炎、镇痛，抗肿瘤。

（3）对消化系统的作用：抑制胃蛋白酶活性，影响消化功能。

（4）抗微生物、寄生虫作用：苦杏仁油体外试验表明，其有杀死蛔虫、蛲虫、钩虫等作用，并能抑制伤寒、副伤寒杆菌。

【应用】用于痰浊壅肺所致之咳嗽气喘，胸闷痰多，肠燥便秘等。

【食用注意】本品有小毒，用量不宜过大，应反复多次沸水浸烫，去皮、尖部。需在医生指导下使用。

3. 桔梗

【性味归经】苦、辛，平。归肺经。

【功效】开宣肺气，祛痰利咽，排脓。

【药理作用】

（1）祛痰、镇咳、平喘。

（2）桔梗多糖有免疫增强作用，可显著提高多克隆抗体 IgM 的产生和 B 细胞增殖。

（3）具有抑制胃液分泌和抗消化性溃疡作用，还能促进消化腺体分泌。

（4）具有降低血压、减慢心率、抑制呼吸作用，其降压作用不能被阿托品及 α、β 受体阻断剂所拮抗。

（5）镇静、镇痛、解热、抗炎。

【应用】用于痰浊壅肺所致之咳嗽痰多、咽喉肿痛、肺痈吐脓、小便癃闭等。

【食用注意】气机上逆、呕吐、呛咳、眩晕、咳血（阴虚火旺）者忌用。

4. 瓜蒌

【性味归经】甘、微苦，寒。归肺、胃、大肠经。

【功效】瓜蒌皮清肺化痰，利气宽胸；瓜蒌仁润肺化痰，滑肠通便；全瓜蒌兼具以上功效。

【药理作用】

（1）对循环系统的作用：瓜蒌能扩张冠状动脉，增加冠脉流量，较大剂量时能抑制心脏功能，降低心肌收缩力，减慢心率。

（2）祛痰作用：动物实验表明，瓜蒌中分离得到的氨基酸具有良好的祛痰效果。

（3）其他：抗缺氧、抗菌等。

【应用】用于痰热结胸所致之肺热咳嗽、咳痰不爽、胸膈痞满、肠燥便秘等。

【食用注意】本品甘寒而滑，脾虚便溏及湿痰、寒痰者忌用。糖尿病者慎服。反乌头。

5. 川贝母

【性味归经】苦、微甘，微寒，归肺、心经。

【功效】清热润肺，化痰止咳。

【药理作用】

（1）祛痰、平喘：川贝母中的总皂苷具有明显的祛痰作用，总生物碱及非生物碱均有镇咳作用。

（2）对循环系统的作用：川贝母中的生物碱可致周围血管扩张，血压下降。

（3）对消化系统的作用：贝母能松弛肠道平滑肌，解除痉挛，减慢胃肠蠕动。

【应用】用于痰热壅肺所致之肺热咳嗽、痰多胸闷、咳痰带血、胸胁胀满等。

【食用注意】不宜与乌头类同用。

第七章

老年人养生药膳食谱

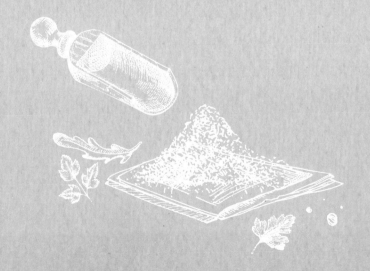

食养、食疗、药膳都是以中医药学的基本理论为指导，依据药物和食物的性能进行选择，调配、组合成食养、食疗、药膳处方，运用药物和食物之间的性能来纠正人体脏腑功能的偏颇，增强机体抵抗力。在中医理论指导下，结合我国健康老年人的体质特点，为广大老年群体提供一份健康合理的药膳配方。

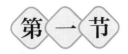

清热解毒药膳菜谱

1. **绿豆炖藕汤**（《家庭药膳》）

【配料】莲藕 100g，绿豆 150g，肉汤 1 000ml，盐、胡椒粉、味精、生姜适量。

【做法】

（1）将绿豆清洗干净，浸泡 2～3 小时，沥干备用。

（2）鲜藕去皮、洗净、切块，生姜洗净、切片。

（3）锅置火上，加入肉汤，烧沸后放入藕块，烧开后下入绿豆、生姜同炖，至绿豆开花熟烂，放入胡椒粉、食盐、味精即可。

【功效】清热解毒，健脾和胃。本膳以鲜藕、绿豆为主料。绿豆甘寒，入心、胃经，可清热解毒、清暑利水。适用于暑热烦渴，水肿，泻痢，丹毒，痈肿。能解热药中毒、食物中毒、金石中毒。《本草求真》谓绿豆："毒邪内炽，凡脏腑经络、皮肤脾胃，无一不受毒扰，服此性善，故凡一切痈肿等症，无不用此奏效。"本膳亦取其解热毒、消痈肿、利尿除烦之效。鲜藕甘寒，入心、脾、胃经，能养血生肌，生津除烦，健脾开胃，生用能清热凉血，散瘀止血。合绿豆，能增强其清热解毒之力，且热毒易伤脾损胃，故合绿豆又能健脾益胃。热则伤津，二料也能生津除烦，故配伍用于热毒所致的各种病证，均可收到很好疗效。

【食用注意】宜用于实热毒证，虚热或寒性痈肿者不宜食用。

2. **鱼腥草茶**（《本草经疏》）

【配料】鲜鱼腥草 100～200g（干品减半）。

【做法】

（1）将鲜鱼腥草洗净，研磨取汁水。

（2）或将干品洗净，煎煮20分钟，去渣取汁。

（3）代茶饮用。

【功效】清热解毒，消痈排脓，利水通淋。鱼腥草味辛微苦，性质寒凉，主入肺经。药理研究证实，鱼腥草有抗菌、抗病毒、祛痰、平喘、利尿、止血、镇痛等作用，并可增强白细胞的吞噬作用，提高机体免疫力。故本方既可用于肺脓肿、肺炎、支气管扩张、支气管炎引起的发热、咳嗽、胸痛、咯吐脓血等症，也可用于热毒、湿热引起的痢疾、泄泻、水肿、淋证。

【食用注意】本方寒凉，适用于热毒炽盛所致肺痈咳嗽、吐痰及痢疾、淋证等。外感初起或素体虚寒者慎用。

3. 公英地丁绿豆汤（《中医食疗方全录》）

【配料】蒲公英30g，绿豆60g，紫花地丁30g，白糖5g。

【做法】

（1）将蒲公英、紫花地丁洗净，切碎备用。

（2）二药一同放入锅内，加水适量。

（3）煎煮30分钟，去渣取汁。

（4）再将药汁放入锅内，加水适量，入绿豆，煮至豆熟烂即成。

【功效】清热解毒。方中紫花地丁又称地丁草，性味苦、辛，寒。苦泄辛散，寒以清热，故有清热解毒、凉血消肿之功。蒲公英性味苦、甘、寒，有清热解毒、消痈散结之良效。二药相配，相得益彰。以绿豆为佐，加强清热解毒、凉血消肿功效。全方配伍合理，用于治疗热毒引起的火毒疖肿、痈肿疮疡，症见红肿热痛、扪之坚实，尤其适于初起未溃时。亦可解多种毒。

【食用注意】本膳性味寒凉，素体虚寒或脾胃虚寒者慎用。

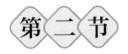

滋阴补肾药膳菜谱

1. **怀药芝麻糊**（《中国药膳》）

【配料】怀山药 15g，黑芝麻 120g，粳米 60g，鲜牛乳 200ml，冰糖 120g，玫瑰糖 6g。

【做法】

（1）粳米淘净，水泡约 1 小时，捞出沥干，文火炒香。

（2）山药洗净，切成小颗粒。

（3）黑芝麻洗净沥干，炒香。

（4）上 3 物同入盆中，加入牛乳、清水调匀，磨细，滤去细绒，取浆液待用。

（5）另取锅加入清水、冰糖，烧沸溶化，用纱布滤净，糖汁放入锅内再次烧沸后，将粳米、山药、芝麻浆慢慢倒入锅内，不断搅动，加玫瑰糖搅拌成糊状，熟后起锅。

【功效】滋补肝肾。方中怀山药健脾、补肾、益肺，性味甘、平，养阴益气，对脾胃虚弱、消化不良、形体瘦削者，既能补脾气，又能养胃阴；对肺气、肺阴不足，咳喘少气，或虚劳咳嗽乏力者，既能补肺气，又能益肺阴；还能入肾而益肾阴，故为补脾、肺、肾三脏之佳品。方中重用之黑芝麻，性味平和，补肝益肾，滋润五脏，其所含脂肪大部分为不饱和脂肪酸，对老年人有重要意义。与怀山药配伍同用，对肝肾阴虚、病后体弱，以及中老年肝肾不足、大便燥结、须发早白者，尤为适宜。

【食用注意】方中芝麻重用，但芝麻多油脂，易滑肠，脾弱便溏者当

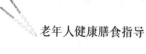
慎用。

2. 清蒸人参鲈鱼（《滋补保健药膳食谱》）

【配料】活鲈鱼 1 只，人参 3g，黄酒 15ml，生姜、食用油、冬笋、香菇、大葱、调料适量。

【做法】

（1）人参洗净，切片，用白酒浸泡，制成人参白酒液约 6ml，拣出人参片备用。

（2）鲈鱼宰杀后去壳及内脏，洗净，剁成块。

（3）沸水锅内加少量葱、姜及黄酒，放入鲈鱼块烫去腥味，捞出用清水冲洗干净，沥干水分。

（4）冬笋切片；香菇洗净，切成两半，与冬笋用沸水焯煮；大葱切段，生姜洗净切片。

（5）将香菇片、冬笋片分别铺于蒸碗底部，平铺一层鲈鱼肉放在中央，再放上剩余的冬笋、香菇，以及葱、姜、蒜、黄酒、盐、人参白酒液，上屉武火蒸 1 小时，至肉熟烂时取出。

（6）将汤倒入另一锅内并拣去葱、姜、蒜，鲈鱼肉翻扣于大汤碗中。再将原汤锅置火上加味精、姜水、黄酒、食盐，调好味，烧沸，滤去渣，再淋入少许热油，浇入鲈鱼肉碗内，人参片撒于其上即成。

【功效】益气养阴，补虚强身。本方所治之证为气阴两亏所致，治宜益气养阴。《本草衍义》谓鲈鱼"益肝肾，补五脏，和肠胃，食之宜人"。人参大补元气，生津止渴，《本草纲目》谓其"治男妇一切虚证"，配鲈鱼可气阴两补，增强滋阴益气作用。诸料相配，既有滋阴养血之力，又具补气养阴之效，且营养丰富，故对阴液不足的虚弱患者有良效。若气虚阴亏较甚者，可以养阴益气、清火生津的西洋参代人参，其清润之功尤佳。

【食用注意】本膳宜于气阴两虚、津液亏少的虚弱患者。若阴虚火旺、阴虚阳亢者，本方力有未及，不甚相宜。湿热内盛、阳虚内寒之体慎用。

3. 地黄鸡

【配料】生地黄 250g，乌鸡 1 只，饴糖 50g，葱、姜适量。

【做法】

（1）鸡宰杀去毛，洗净，去内脏备用。

（2）将生地黄洗净，切片，入饴糖、葱、姜，调拌后塞入鸡腹内。

（3）将鸡腹部朝下置于锅内，于旺火上笼蒸 2～3 小时，待其熟烂后，食肉，饮汁。

【功效】滋肝肾阴血、益心脾之气。方中重用生地黄，甘寒入肾，专能滋阴凉血，意在以生地黄滋阴为主而大补肝肾之阴液，乌鸡滋补精血而助滋肝肾之阴。二者相配，大滋阴精，益养气血，对属阴虚之体的积劳虚损或病后患者，味效俱佳。

【食用注意】凡肝肾阴虚、心脾精血亏损者皆可食用，但脾气素弱、入食不化、大便溏薄者，因本膳偏于滋腻，不甚相宜。外感未愈，湿盛之体，或湿热病中不宜本膳，恐致恋邪益湿，原方并曰"勿啖盐"。

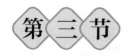

益气补血药膳菜谱

1. **人参猪肚汤**（《**良药佳馔**》）

【配料】人参 10g，甜杏仁 10g，茯苓 15g，红枣 12g，陈皮 1 片，糯米 100g，猪肚 1 具，花椒 7 粒，姜 1 块，独头蒜 4 个，葱 1 根，调料适量。

【做法】

（1）人参洗净，置旺火上煨 30 分钟，切片溜汤。

（2）红枣酒喷后去核；茯苓洗净；杏仁先用开水浸泡，用冷水搓去皮晾干；陈皮洗净；猪肚两面冲洗干净，刮去白膜，用开水稍烫一下。姜、蒜拍破，葱切段，糯米淘洗干净。

（3）将诸药与糯米、花椒、白胡椒同装纱布袋内，扎口，放入猪肚内。

（4）将猪肚放置在一个大盘内，加适量奶油、料酒、盐、姜、葱、蒜，上屉用旺火蒸 2 小时，至猪肚烂熟时取出。

（5）待稍凉后，取出纱布袋，解开，取出人参、杏仁、红枣，余物取出弃去不用，只剩糯米饭。

（6）将红枣放入小碗内，并将猪肚切成薄片放在红枣上，然后人参再放置在猪肚上。

（7）将盘内原汤与人参汤倒入锅内，待沸，调入味精。饮汤吃猪肚、糯米饭。

【功效】益气健脾，滋养补虚。方中人参味甘微苦，性微温，有大补元气、补脾益气之效；茯苓利水渗湿，健脾安神，药性平和，能补能利；

红枣补中益气，养血安神，为调补脾胃之常用药；三者合用，为益气健脾的常用配伍。猪肚味甘，性温，功能补虚损、健脾胃，与人参合用，益气健脾作用进一步加强，又配以杏仁降气宽肠，陈皮、花椒、胡椒等辛香之品理气和胃，可使全方补中有行，补而不滞，实为脾胃虚弱之佳膳，也可用于大病、手术后等各种虚弱病症。

【食用注意】本方适用于慢性疾病的恢复与调养，尤其对脾胃虚弱者的调补最为适宜，各种急性病发作期不宜食用。

2. 菠菜猪肝汤（《中国药膳学》）

【配料】菠菜 30g，猪肝 100g，食盐、味精、淀粉、清汤等调料适量。

【做法】

（1）将菠菜洗净，在沸水中烫片刻，去掉涩味，切段，将鲜猪肝切成薄片，与食盐、味精、淀粉拌匀。

（2）将清汤（肉汤、鸡汤亦可）烧沸，加入洗净拍破的生姜、切成短节的葱白等。

（3）煮几分钟后，放入拌好的猪肝片及菠菜，至肝片、菠菜煮熟即可。

【功效】补血养肝，润燥滑肠。菠菜味甘性凉而质滑，有养血润燥、滑肠通便之功，可用于血虚肠燥之大便涩滞；猪肝既可养血补肝，治血虚萎黄，又可补肝明目，治肝血不足之视力减退、雀目夜盲等症。两物合用，对血虚萎黄、肝虚视弱及肠燥大便涩滞之症有良好效果。亦可用于预防维生素 A 缺乏所致的眼疾，如眼干燥、角膜软化等。

【食用注意】菠菜质滑而利，善润燥滑肠，故脾胃虚寒泄泻者不宜食用；菠菜中草酸成分含量较高，肾炎及肾结石患者亦不宜食用。

3. 参归猪肝汤（《四川中药志》）

【配料】猪肝 250g，党参 15g，当归身 15g，酸枣仁 10g，生姜、葱白、黄酒、食盐、味精适量。

【做法】

（1）将党参、当归身洗净，切薄片，酸枣仁洗净打碎，加清水适量煮后取汤。

（2）将猪肝切片，与料酒、食盐、味精、淀粉拌匀，放入汤内煮至肝片散开。

（3）加入拍破的生姜、切段的葱白，盛入盆内蒸 15 ~ 20 分钟即可。

【功效】养血补肝，宁心安神。方中党参性味甘平，具有益气生血之功。治疗气血两虚所致心悸失眠、多梦易惊，常与酸枣仁、龙眼肉等配伍。当归具有补血活血之功，亦常用于血虚引起的面色萎黄、头晕、目眩、心悸、健忘等症。酸枣仁功能宁心安神、补养肝血，常用于心肝血虚所致的虚烦不眠、多梦易醒、心悸怔忡。猪肝能养血补肝，为治血虚萎黄等症的常用食品。本膳药食合用，共奏养血补肝、养心宁神之效。

【食用注意】高血压、冠心病、高脂血症等患者慎用。

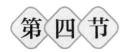

健脾开胃药膳菜谱

1. **健脾鸡蛋羹**（《临床验方集锦》）

【配料】山药 15g，茯苓 15g，莲子 15g，山楂 20g，麦芽 15g，鸡内金 30g，槟榔 15g，鸡蛋若干枚，食盐、酱油适量。

【做法】

（1）将山药、茯苓、莲子、山楂等食材洗净备用。

（2）上述药、食除鸡蛋外共研细末，每次 5g，加鸡蛋 1 枚调匀蒸熟，加适量食盐或酱油调味，直接食用。

【功效】补脾益气，消食开胃。方中山药、茯苓、莲子既能补益脾胃，又可除湿止泻；鸡蛋乃血肉有情之品，功可健脾和胃、养血安神、滋阴润燥。四味甘平，益气补中，功在治本。山楂主消乳食、肉食积滞；麦芽主消米面薯芋类积滞；鸡内金健脾胃、消食积，可用于各种饮食停滞病证的治疗；槟榔辛行苦降，既能助上三味消积导滞，又可行气除胀。四药相辅相成，以治病标。诸味合用，消补兼施，脾胃得健，食滞得消，气机调畅，则诸症自愈。本膳适用于脾胃虚弱、食积内停之不思饮食、纳食减少、脘腹饱胀、嗳腐吞酸、大便溏泄、脉虚弱等症。

【食用注意】无明显禁忌，各类人群皆宜。

2. **健脾益气粥** [《常用特色药膳技术指南（第一批）》]

【配料】生黄芪 10g，党参 10g，茯苓 6g，炒白术 6g，薏苡仁 10g，大米 200g，大枣 20g。

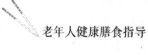

【做法】

（1）先将生黄芪、炒白术装入纱布包内，放入锅中，加3升清水浸泡40分钟备用。

（2）将党参、茯苓蒸软后切成颗粒状备用。

（3）将薏苡仁浸泡至软化后，放入锅中煎30分钟备用。

（4）将大米、大枣、药材包、薏苡仁放入大锅中，大火煮开后改为文火熬煮2小时，取出纱布包，加入党参、茯苓即可。

【功效】益气健脾，和胃祛湿。方中生黄芪、党参健脾益气，补虚固精；茯苓、薏苡仁利水、渗湿、健脾；炒白术燥湿健脾；大米、大枣顾护胃气，大枣配伍党参、黄芪，还可增强健脾、温补中焦之效。适用于脾气亏虚证的各类人群，常表现为平素痰多、倦怠乏力、食少便溏，舌苔薄白、脉细缓等症。亚健康或健康人群用作日常食养保健。

【食用注意】面赤气粗，痰壅肿胀，腹痛拒按，大便干结，小便短赤等以实邪为主要症状的患者禁食；糖尿病患者禁食。

3. 益脾饼（《医学衷中参西录》）

【配料】白术30g，红枣250g，鸡内金15g，干姜6g，面粉500g，食盐适量。

【做法】

（1）干姜入纱布袋内，扎紧袋口，入锅，下红枣，加水1升，武火煮沸，改用文火熬1小时，去药袋。

（2）取出煮好的红枣去核，枣肉捣泥。白术、鸡内金研成细粉，与面粉混匀，倒入枣泥，加面粉及少量食盐，和成面团，将面团再制成薄饼。

（3）平底锅内倒少量菜油，放入面饼烙熟即可。

【功效】健脾益气，温中散寒，健胃消食。方中白术苦甘性温，入脾、胃二经，甘以补脾益胃，温能散寒除湿，苦以燥湿止泻，用治脾胃虚弱、寒湿内生所致纳呆食少、脘腹饱胀、大便溏泄等症；红枣味甘性温，入脾、胃二经，与白术相须为用，以增强健脾益气之功；鸡内金运脾磨谷，消食化积；干姜温中散寒，健运脾阳，为温暖中焦之主药。诸味相伍，既可健脾益气、温中散寒，又能消食健胃。用于纳食减少、脘腹冷痛、恶心呕吐、大便溏泄、完谷不化等脾胃寒湿、食积内停证。

【食用注意】本方性热，中焦有热者不宜食用。

4. 山药鸡肫（《家庭药膳》）

【配料】鸡肫 250g，鲜山药 100g，青豆 30g，生姜、葱各 10g，黄酒 15ml，精盐 2g，酱油 5ml，白糖 3g，胡椒粉、味精各 1g，湿淀粉 50g，香油 3g，鸡汤 50g，菜油 500g。

【做法】

（1）取新鲜鸡肫洗净，切成薄片；生姜洗净，不去皮，切成姜末；葱洗净，切成葱花；鲜山药洗净，煮熟，切成片。

（2）鸡肫片放碗内，加精盐、料酒、胡椒粉拌匀上味。

（3）再用一碗放入酱油、白糖、味精、鸡汤、湿淀粉，勾兑味汁。

（4）锅烧热，加菜油，待烧至六七成热时，下入肫片滑散，再捞出用漏勺沥去油。

（5）锅内留底油约 50g，下姜末，煸香后入青豆、山药片，翻炒数下，倒入兑好的味汁勾芡翻匀，撒上葱花，淋上香油，起锅装盘即成。

【功效】益气养阴，消食化积。方中山药味甘性平，既能益气，又能养阴，具有补气而不滞、养阴而不腻的特点。鸡肫善消食积，具有健脾消食之功，对于脾胃虚弱、运化失常、水谷不化、食少纳呆者有良效。本膳以消食之品鸡肫与滋补佳品山药相配伍，健脾消食之力进一步加强。素体虚弱，病后体虚未复，或气阴两虚、消化不良者皆可运用。

【食用注意】内有食积者忌用。

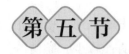

止咳平喘药膳菜谱

1. **杏仁猪肺粥**（《食鉴本草》）

【配料】甜杏仁 50g，猪肺 200g，粳米 100g，食用油、食盐、味精适量。

【做法】

（1）猪肺洗净，挤干血水与气泡，切成小块。

（2）甜杏仁用温水浸泡，搓去外衣，与洗净的粳米共煮至粥半熟。

（3）再将猪肺放入锅中，继续文火煮至粥熟，调食用油、食盐、味精，即可食用。

【功效】润肺补肺、降气止咳。方中甜杏仁性味甘、平，入肺、大肠经，《药性论》云其"疗肺气咳嗽，上气喘促"，具有润肺润肠、止咳祛痰之效，主治虚劳咳喘、肠燥便秘。猪肺性味甘平，入肺经，能补肺润肺止咳，配以粳米健脾益气、培土生金。三者合用，共奏祛痰降气、润肺补肺之功。

【食用注意】饮食宜清淡，忌辛辣及油腻肥甘之物，忌烟、酒。

2. **苏子煎饼**（《养老奉亲书》）

【配料】苏子 30g，白面 150g，生姜汁 30ml，食盐适量。

【做法】

（1）将洗净的苏子捣如泥。

（2）与白面、姜汁混合，加水、食盐适量，调匀。

（3）油锅内烙成煎饼。

【功效】化痰，宣肺，止咳。方中苏子味辛，性温，入肺、大肠经，能降气止咳、化痰平喘，《本草汇》言："苏子，散气甚捷，最能清利上下诸气，定喘化痰有功。"生姜辛温，能散风寒，化痰饮，和胃气，降冲逆。和白面为饼，便于常服。诸味同用，共奏化痰下气止咳之功。

【食用注意】气虚者慎用，或不可久服。

3. 蜜蒸百合《太平圣惠方》

【配料】百合 100g，蜂蜜 50g。

【做法】

（1）将百合洗净后加入蜂蜜搅拌均匀。

（2）将混合后的百合蜂蜜放入容器中，隔水蒸熟即可。随时含服，慢慢吞咽。

【功效】滋阴润肺、止咳化痰。方中百合味甘，性微寒，入肺、心经，功擅养阴清肺、润燥止咳，《本草纲目拾遗》述其"清痰火，补虚损"。蜂蜜性味甘平，补中，润燥，《本草纲目》云："和营卫，润脏腑，通三焦，调脾胃。"百合与蜂蜜相伍，共奏润肺止咳之功。

【食用注意】痰湿内蕴、中满痞胀及肠滑泄泻者不宜食用。

4. 川贝秋梨膏《中华临床药膳食疗学》

【配料】款冬花、百合、麦门冬、川贝母各 30g，秋梨 1 000g，冰糖 50g，蜂蜜 100g。

【做法】

（1）将款冬花、百合、麦门冬、川贝母入煲加水煎成浓汁，去渣留汁。

（2）秋梨洗净，去皮去核榨汁，将梨汁与冰糖一同放入药汁内，文火煎至梨浆浓稠后调入蜂蜜拌匀，再沸时熄火，冷却后装瓶备用。

【功效】养阴润肺，止咳化痰。方中川贝母味苦、甘，性微寒，归肺、心经，《日华子本草》称其"消痰，润心肺"，能清肺、泄热、化痰，又味甘质润，能润肺止咳，尤宜于内伤久咳、燥痰、热痰之证。秋梨味甘、微酸，性凉，归肺、胃经，能生津润燥、清热化痰。款冬花、百合、麦门冬等药，皆有润肺、止咳、化痰之功。诸味合用，可增强养阴润肺化痰之效，使肺阴充而燥咳止。再以蜂蜜养脾胃、和营卫，又具培土生金之力。此膏滋而不腻，补而不燥，口感甘甜，为润肺化痰止咳之佳品。

【食用注意】脾胃虚寒、咳唾清稀、腹泻者不宜食用。

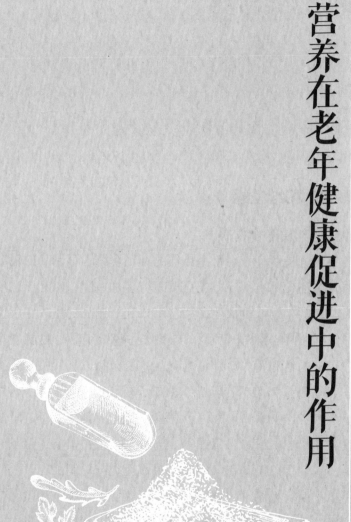

第八章

营养在老年健康促进中的作用

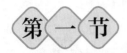

骨质疏松的饮食管理

骨质疏松症是一种常见的骨骼疾病，老年人多发。

一、补充足够的钙和维生素 D

（一）增加含钙丰富的食物摄入

补钙最好的手段就是食疗，牛奶是最佳的补钙食物；豆制品的钙含量也很丰富；动物骨头汤含钙也很高，在烹调时应多加些醋，以利于钙质的析出。所以每天应多喝牛奶，再加上蔬菜、水果和豆制品的摄入，已能够满足人体所需，不必另外再补充钙片，应多吃一些奶制品、豆腐、虾皮等，可从中摄取较多的钙和营养。补钙的食品主要包括以下几类。乳类与乳制品：牛、羊、马奶及其奶粉、乳酪、酸奶、炼乳，500ml 鲜牛奶可补充 600mg 钙。鱼虾蟹类与海产品：鲫鱼、鲤鱼、鲢鱼、泥鳅、虾、虾皮、螃蟹、海带、紫菜、蛤蜊、海参、田螺等。肉类与禽蛋：羊肉、猪脑、鸡肉、鸡蛋、鸭蛋、鹌鹑蛋、松花蛋、猪肉松等。豆类与豆制品：黄豆、毛豆、扁豆、蚕豆、豆腐、豆腐干、豆腐皮等。蔬菜类：芹菜、油菜、胡萝卜、萝卜缨、芝麻、香菜、雪里蕻、黑木耳、蘑菇等。水果与干果类：柠檬、枇杷、苹果、黑枣、杏脯、桃脯、杏仁、山楂、葡萄干、胡桃、西瓜子、南瓜子、桑椹干、花生、莲子、芡实等。

（二）口服维生素 D 补充剂

维生素 D 是维持骨骼健康所必需的重要物质之一。对于骨质疏松老人，口服维生素 D 补充剂可以帮助提高体内维生素 D 水平，增强钙的吸收，并减少骨质流失的风险。口服维生素 D 补充剂有多种类型，常见的包括维生素 D_2 和维生素 D_3。维生素 D_3（胆钙化醇）是一种天然形式的维生素 D，在皮肤中由阳光照射时产生，也可从某些食物中获取，如鱼肝油、鱼类和蛋黄。维生素 D_2（麦角固醇）则需通过食物或药物摄入。剂量和使用方法：因个体差异和医生建议而有所不同。一般来说，老年人口服维生素 D 剂量通常在 800 ~ 2 000 国际单位（IU）之间。具体的剂量和使用方法应根据医生的指导来确定。维生素 D 与钙的联合补充可以更好地维持骨骼健康。补充维生素 D 后，身体对钙的吸收能力会提高，以确保骨骼得到足够的钙质。

注意事项：口服维生素 D 补充剂一般认为是安全的，但仍需谨慎使用。在补充维生素 D 之前，最好咨询医生，尤其是在有其他健康问题、正在服用其他药物或已经存在高钙血症等情况下。此外，良好的日常饮食和适量的阳光暴露也是维持维生素 D 水平的重要因素。

二、增加膳食纤维的摄入

骨质疏松症是一种与骨骼健康相关的疾病，而膳食纤维则是一种对身体健康有益的营养物质。尽管膳食纤维本身并不直接影响骨密度，但它在饮食中的摄入可以提供许多其他健康益处，包括调节体重、预防糖尿病和心血管疾病等。下面是一些富含膳食纤维的食物，适合骨质疏松老人食用。水果：如苹果、梨、草莓、蓝莓、柑橘类水果（如橙子、柠檬）等。蔬菜：如菠菜、花菜、西蓝花、胡萝卜、豆类（如青豆、黑豆、黄豆、红豆）等。建议老人每天摄入 5 种不同颜色的蔬菜，以获得多样化的营养和纤维。全谷类食物：如全麦面包、燕麦片、全麦意面、糙米等。这些食物有助于提供持久的能量，并提供其他重要的营养物质。坚果和种子：核桃、杏仁、花生、亚麻籽、南瓜子等也是良好的膳食纤维来源。老人可将它们作为加在水果、沙拉或酸奶中的健康配料。豆类和豆制品：豆类（如黑豆、红豆、黄豆）和豆制品（如豆腐、豆浆）富含膳食纤维和蛋白质。老人在饮食中增加膳食纤维的摄入量时，应循序渐进，同时要确保足够的水分摄入，以避免便秘等问题。

三、控制蛋白质的摄入

（一）摄入适量的蛋白质

对于骨质疏松的老人来说，摄入适量的蛋白质非常重要，因为蛋白质是构建和修复骨骼组织所必需的营养物质。

优质蛋白质来源：选择优质的蛋白质来源可以确保老人摄入足够的必需氨基酸。其中，包括动物性蛋白质，如瘦肉、鱼、家禽、蛋类和低脂奶制品。此外，豆类和豆制品（豆腐、豆浆、黄豆）也是良好的植物性蛋白质来源。

均衡膳食：老人需要保持均衡的膳食，确保每餐都包含适量的蛋白质。例如，将蛋白质食物与富含纤维的谷类（如燕麦、全麦面包）和多种蔬菜搭配食用，可提供全面的营养。

分散摄入：老人应该将蛋白质的摄入分散到每一餐中，而不是只在一餐中摄入过量的蛋白质。这有助于提高蛋白质的利用效率，并为身体持续提供所需营养。

控制总摄入量：骨质疏松老人在摄入适量蛋白质的同时，也要注意总摄入量的控制。过多的蛋白质摄入可能增加钙的排泄，对骨密度产生不利影响。因此，建议老人根据个体情况和营养需求，合理控制蛋白质的总摄入量。

咨询专业人士：如果老人有特殊的膳食要求或健康问题，例如肾脏疾病，建议咨询医生或专业的营养师，以获得个性化的膳食建议。

总之，对于骨质疏松的老人来说，摄入适量优质蛋白质非常重要。通过选择合适的蛋白质来源，并注意均衡膳食和总摄入量的控制，可为老人提供必要的营养，以支持骨骼健康。

（二）选择健康的蛋白质来源

对于骨质疏松的老人来说，选择健康的蛋白质来源非常重要，因为不同的蛋白质来源对骨骼健康和整体健康有不同的影响。下面是一些健康的蛋白质来源。瘦肉：瘦肉是优质的动物性蛋白质来源，富含必需氨基酸、铁和锌等矿物质。包括鸡胸肉、火鸡肉、牛肉中的瘦肉部位等，尽量避免选择过多的脂肪部分。鱼类：鱼类是富含高质量蛋白质的食物，同时也富含丰富的维生素 D 和 ω-3 脂肪酸等对骨骼健康有益的营养素。推荐选择富含脂肪的鱼类，如鲑鱼、鳕鱼、沙丁鱼等。低脂奶制品：如低脂牛奶、酸奶和乳酪等是良好的蛋白质来源，富含钙、维生素 D 和其他重要的营养素，对骨骼健康起到积极的促进作用。蛋类：蛋类是营养丰富的食物，可提供高品质的蛋白质。蛋黄中也含有维生素 D 和其他营养素。老人可以适度食用蛋白质丰富的食物，如鸡蛋、鹌鹑蛋等。豆类和豆制品：对于素食者或偏好植物性蛋白质的老人来说，豆类和豆制品是良好的选择。包括大豆、豆干、豆腐、豆浆等，富含优质蛋白质、纤维和植物固醇。

除上述食物外，一些种子（如南瓜子、亚麻籽、花生）、坚果（如杏仁、核桃）和全谷物（如燕麦、荞麦、全麦面包）也是健康的蛋白质来源。

四、提供足够的维生素 K

（一）摄入含维生素 K 丰富的食物

骨质疏松症是一种常见的老年疾病，其主要特征是骨量减少、骨质变脆、易于骨折。维生素 K 具有促进骨形成的作用，对于老年人来说，摄入含维生素 K 丰富的食物有助于减缓骨质疏松的进展。下面是一些富含维生素 K 的食物。绿叶蔬菜：如菠菜、羽衣甘蓝、芥菜、油菜、芹菜、茭白等。这些蔬菜都含有大量的维生素 K_1，同时富含纤维素和其他营养物质，如钙、镁等。花椰菜：花椰菜是一种富含维生素 K 的蔬菜，还含有钙、维生素 C 和纤维素等营养物质，有利于维持骨密度。橄榄油：橄榄油是健康的脂肪来源，同时也是一种富含维生素 K 的食品。每 100g 橄榄油中含有约 56μg 维生素 K_1。西葫芦：西葫芦富含维生素 K 和其他营养物质，如纤维素、钙、镁和维生素 C 等，可以做成多种菜肴，如炒、煮和烤等。鱼肝油：鱼肝油是一种富含维生素 K_2 的食品，还富含其他营养物质，如维生素 A 和维生素 D 等。可以作为补充剂来使用，但老年人在服用前需要咨询医生意见。

除上述食物外，其他富含维生素 K 的食物还包括肝脏、奶酪、鸡蛋、黄油等。

（二）维生素 K 有助于骨代谢和钙的吸收

维生素 K 是一种脂溶性维生素，有助于骨代谢和钙的吸收。在体内，维生素 K 主要通过促进一些需要酶催化的反应发挥其作用。这些反应包括合成骨蛋白、调节骨细胞增殖和分化、参与钙的吸收和利用等。

合成骨蛋白：维生素 K 可以促进骨细胞合成骨蛋白质，它们是构成骨组织的重要成分，有利于维持骨密度。另外，维生素 K 还能抑制骨细胞的破坏和流失，从而维持骨骼健康。

调节骨细胞增殖和分化：维生素 K 可以调节骨细胞的增殖和分化，有助于维持骨质量。一些研究表明，维生素 K 可以促进骨细胞分化，使其转变为成熟的骨细胞，并提高骨密度。

参与钙的吸收和利用：维生素 K 还可以促进肠道吸收钙质。钙是组成骨骼和牙齿的重要成分，维生素 K 可提高钙质吸收率，有助于维持骨密度。

总之，对于骨质疏松老人来说，摄入足够的维生素 K 可以促进骨代谢和钙的吸收，有利于骨骼健康。但老年人在使用维生素 K 补充剂前，仍需咨询医生或专业人士的建议。

五、控制咖啡因和盐的摄入

（一）适度摄入咖啡因

对于骨质疏松老人来说，适度摄入咖啡因是可以接受的，但需要注意摄入量和个体差异。

咖啡因的摄入量：适度的咖啡因摄入量对骨密度的影响并不明确。研究显示，每天摄入 300～400mg 的咖啡因并不会明显增加骨质流失的风险。一般而言，每杯咖啡含有 80～100mg 的咖啡因，茶和碳酸饮料中的咖啡因含量相对较低。高剂量的咖啡因可能会影响钙的吸收。咖啡因会刺激尿液产生，导致尿液中钙的排出量增加，身体吸收的钙减少。因此，如果老年人摄入过多的咖啡因，可能会影响钙的平衡，进而对骨密度产生一定影响。

个体差异：不同人对咖啡因的敏感性存在个体差异。一些人可能对咖啡因更为敏感。老年人代谢能力减弱，体内咖啡因的清除速度也减慢。因此，老年人需谨慎评估自身对咖啡因的耐受性，并根据个体情况进行适度摄入。如果老年人有骨质疏松风险或已被诊断为骨质疏松，建议咨询医生或专业营养师的建议，以便制订适合个人情况的膳食计划。

（二）控制盐的摄入

对于骨质疏松的老年人来说，控制盐的摄入有助于维持骨密度。研究表明，高盐饮食可能会导致骨密度流失。其中一个重要的原因是，摄入过多的钠会增加尿钙的排泄量，从而影响身体对钙的利用率。此外，高盐饮食还可能增加血液中酸性物质的浓度，进而导致骨组织流失钙质。老年人应尽量避免过多摄入盐，控制每日的盐摄入量在6g以下。为减少食物中钠含量的摄入，应避免食用高盐食品，如腌渍食品、方便面、罐装食品等。同时，老年人也可以选择食用富含钾的食物，如香蕉、菠菜、豆类等，以帮助平衡体内钠和钾的比例，减少钠对骨密度的影响。但需注意，控制盐的摄入不应影响营养的均衡。因此，老年人应注意膳食中其他营养素的摄入，如蛋白质、钙、维生素D等。营养均衡的膳食有助于维持骨密度，并预防其他慢性病的发生。

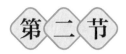

慢性胃炎的饮食管理

一、饮食宜清淡

（一）避免食用过油腻、辛辣或刺激性食物

慢性胃炎是一种常见的胃部疾病，对于患有此病的老年人来说，避免食用过油腻、辛辣或刺激性食物是重要的饮食原则。

过油腻食物：过度摄入高脂肪和高胆固醇的食物会增加胃的负担，导致消化不良和胃炎症状的加剧。因此，老年慢性胃炎患者应避免过多食用油炸食品、煎炸食物、油腻的肉类和动物脂肪。建议选择清淡、易消化的食物，及蒸、煮、炖等烹调方法。

辛辣食物：辛辣食物可能会刺激胃黏膜，导致胃痛、胃灼热和胃酸反流等不适感。老年慢性胃炎患者应尽量避免食用辣椒、花椒、生姜、大蒜等刺激性食物，以减轻胃部不适。

刺激性食物：某些食物可能对胃黏膜产生刺激，引发或加重胃炎症状。老年慢性胃炎患者应尽量避免摄入过多的酸性食物（如柑橘类水果、番茄）、咖啡因含量高的饮料（如咖啡、浓茶）以及碳酸饮料等。

（二）选择易消化的食物

为了缓解慢性胃炎引起的胃痛和不适感，建议老人选择易消化、温和的饮食。例如，切成小块的熟蔬菜，包括土豆、南瓜、胡萝卜等；煮软的稀饭或面条等粥类食物；软熟的、易消化的水果，如香蕉、苹果、梨等；

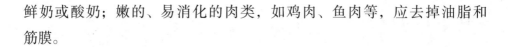

鲜奶或酸奶；嫩的、易消化的肉类，如鸡肉、鱼肉等，应去掉油脂和筋膜。

二、控制进食量和进食频次

（一）少量多餐，避免暴饮暴食

慢性胃炎是一种常见的胃部疾病，为了缓解症状，提高生活质量，老人应采取少量多餐、避免暴饮暴食的饮食习惯。这样可以减轻对胃的刺激，减少胃肠负担，有助于消化吸收和胃炎的康复。少量多餐：老年慢性胃炎患者应改变传统的三餐制，采取少量多餐的方式，每天进食 5~6 次小餐。这样可以减轻胃肠负担，使胃能够更好地进行消化和吸收。每餐食量宜控制在七分饱左右，不要吃得过饱。餐前餐后时间间隔：老年患者应尽量保持饮食规律，每餐之间的时间间隔最好在 2~3 小时。空腹时间过长容易引起胃酸分泌过多，而时间间隔过短则会增加胃肠负担，影响消化。避免暴饮暴食：老年慢性胃炎患者应避免暴饮暴食，即一次进食过多的食物。这样容易引起胃扩张和胃酸分泌过多，导致胃部不适和消化问题。

（二）缓慢咀嚼食物，充分消化

对于患有慢性胃炎的老人来说，缓慢咀嚼食物和充分消化是非常重要的饮食习惯。缓慢咀嚼食物：老人在进食时应该细嚼慢咽，将食物充分咀嚼后再吞咽。咀嚼是消化的第一道工序，通过充分咀嚼食物可以有效地将食物细化，增加其表面积，使消化酶更容易作用于食物，提高食物的消化效率。此外，缓慢咀嚼还可以增加唾液分泌，唾液中含有消化酶，有助于食物的初步消化。充分消化：老年慢性胃炎患者应注重食物的充分消化。胃炎会导致胃黏膜炎症，减少胃黏膜的保护功能，降低酸和消化酶的分泌，影响食物的消化和吸收。因此，老年慢性胃炎患者应选择易消化的食物，如煮熟的蔬菜、软熟的水果、鱼肉和鸡肉等。同时，可以尝试将食物切碎或研磨成泥状，使其更容易消化吸收。

三、避免咖啡因和刺激性饮料

（一）避免摄入含咖啡因的饮料

慢性胃炎的老人应尽量避免摄入含咖啡因的饮料，因为咖啡因可能会刺激胃黏膜，导致胃酸分泌增加，加重胃炎症状。以下是一些常见的含咖啡因饮料。咖啡：咖啡是含咖啡因最多的饮料之一，对于慢性胃炎的老人来说，最好减少或避免咖啡的摄入。可以选择低咖啡因或无咖啡因的咖啡替代品，如无咖啡因咖啡、谷物咖啡或草本茶。茶：茶也含有咖啡因，尤其是浓度较高的茶叶（如红茶、绿茶和乌龙茶）。老人可以选择低咖啡因的茶，如白茶或花草茶，并且注意冲泡时使用较少的茶叶和较短的冲泡时间。碳酸饮料：一些碳酸饮料，如可乐和柠檬汽水，也含有咖啡因。老人应尽量避免这些饮料，可以选择无咖啡因的碳酸水或天然果汁作为替代。能量饮料：通常含有高浓度的咖啡因，对胃黏膜刺激较大，并且可能对老人的心血管健康造成风险。因此，老人应完全避免摄入能量饮料，可以寻找其他方式提升体力和精神状态，如适量的休息和运动。

（二）避免刺激性饮料

像柠檬、葡萄柚等酸性饮料，可刺激胃部功能及分泌，加重胃炎。老人应尽量避免摄入这些饮料，可选择中性或碱性饮料。

四、提供足够的膳食纤维

（一）食用富含膳食纤维的食物

对于慢性胃炎的老人来说，饮食中适量摄入富含膳食纤维的食物是有益的。膳食纤维可以促进胃肠道蠕动，增加排便频率，维持消化系统健康。蔬菜是膳食纤维的良好来源，尤其是绿叶蔬菜（如菠菜、油菜、莴苣等）和红蓝色蔬菜（如胡萝卜、西蓝花、茄子等），富含可溶性和不可溶性纤维。老人可以选择将蔬菜加入到汤、沙拉中。水果也是富含膳食纤维的食物，如苹果、梨、桃子、草莓等含有可溶性纤维，对消化系统有益。老人可以选择新鲜的水果作为点心或加入到酸奶中食用。全谷类食物，如糙米、全麦面包、燕麦片等富含膳食纤维。这些食物可以作为主食，有助于提供持久的饱腹感和稳定的血糖水平。豆类（如黄豆、黑豆、红豆等）和豆制品（如豆腐、豆浆）富含膳食纤维和植物蛋白质。老人可以将豆类加入到汤、炖菜或沙拉中，以增加膳食纤维的摄入量。坚果（如核桃、杏仁、腰果等）和种子（如亚麻籽、南瓜子、芝麻等）也是富含膳食纤维的食物。老人可以将其作为零食食用，或加入到烘焙食品和酸奶中。

（二）膳食纤维有助于促进胃肠道健康和消化

膳食纤维是指不能被人体消化系统中的酶消化、分解、吸收的多糖类物质，分为可溶性膳食纤维和不溶性膳食纤维两种。其中，可溶性膳食纤维可以吸收水分变成胶状物，有助于促进消化道蠕动、调节胃肠道的菌群平衡、维护肠道黏膜健康，而不溶性膳食纤维则可增加粪便容量，帮助排泄，有效预防便秘。膳食纤维可以被益生菌、乳酸菌等利用，形成有益的短链脂肪酸，并能刺激肠道蠕动，避免宿便。可溶性膳食纤维可以减缓肠道对葡萄糖的吸收，降低血糖水平；同时影响体内胆固醇的代谢和排泄，降低血脂水平。不溶性膳食纤维可以增加粪便量，促进排便（排便顺畅后，减轻胃肠压力），同时还能够吸附并带走身体内部的毒素、代谢废物和过多的惰性气体，减轻胃痛和消化不良症状。因此，对于慢性胃炎老人来说，摄入适量的膳食纤维是有益的。需要注意的是，老人应逐渐增加膳食纤维的摄入，避免一次性摄入过多；同时需要多饮水，以便纤维吸收和消化。

五、忌烟和酒

（一）戒烟或减少吸烟量

吸烟会刺激胃酸分泌，导致胃黏膜损伤和炎症加重，引起或加重慢性胃炎、消化性溃疡等胃肠道疾病的发生和恶化。因此，慢性胃炎老人应积极戒烟或减少吸烟量。

1. **做好心理准备**　戒烟是一项长期的过程，需要有坚定的意志和毅力。

2. **采取逐渐减量的方法**　慢性胃炎老人在戒烟时，不应采取突然戒烟的方式，可以尝试逐渐减量的方法，慢慢降低每天吸烟的数量和频率，以达到戒烟目的。

如何减少吸烟量？

（1）控制吸烟时间：慢性胃炎老人可以控制每次吸烟的时间和间隔时间，逐渐降低吸烟量。

（2）选择低焦油、低尼古丁含量的香烟：这些香烟对胃肠道刺激性较小。

（3）替代疗法：慢性胃炎老人可以尝试嚼口香糖、嚼食果蔬等方式替代吸烟行为，降低对烟草的依赖。

3. **寻求医生帮助**　老年人戒烟时有很多身体反应和心理障碍，建议在戒烟前寻求医生的指导和帮助，合理使用药物或接受心理治疗。

（二）避免饮酒或限制饮酒量

饮酒会刺激胃酸分泌，导致胃黏膜受损，从而加重胃炎症状，还可能引发其他消化问题。因此，患有慢性胃炎的老人需戒酒或限制饮酒量。完全戒酒：如果老人已被诊断为慢性胃炎，最好完全戒酒。戒酒可以防止胃黏膜进一步损伤，缓解胃炎症状，促进消化道愈合。适度饮酒：对于一些老人来说，完全戒酒可能并不现实。在这种情况下，老人可适度饮酒。适度的定义因个体而异，但通常建议男性每日饮酒量不超过 2 杯（1 杯约等于一瓶 355ml 的啤酒或一杯 44ml 的白酒），女性每日饮酒量不超过 1 杯。避免空腹饮酒：空腹饮酒会刺激胃酸分泌，引发炎症。老人最好选择在餐后适量饮酒，确保胃中有足够的食物。选择低度酒精饮品：对于老人来说，选择低度酒精饮品，如低度啤酒、葡萄酒等可以减少对胃黏膜的刺激。注意个体差异：每个人的身体对酒精的反应不同。一些老人可能对酒精更为敏感，甚至小量饮酒也会引发胃炎症状。在这种情况下，最好完全戒酒。总之，慢性胃炎的老人应尽量避免饮酒或限制饮酒量，以保护胃黏膜健康。

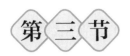

慢性肺炎的饮食管理

一、饮食宜清淡

（一）避免食用过油腻、刺激性或辛辣食物

对于慢性肺炎的老人来说，避免食用过油腻、刺激性或辛辣食物是很重要的。这些食物可能会刺激呼吸道，导致症状加重或引发其他并发症。

过多的油脂摄入会增加胆固醇和血脂水平，对心血管健康有害。同时，油腻食物也容易导致消化不良和胃肠不适，进而影响肺部功能。建议老人尽量避免油炸食品和油腻的高脂肪食物，如炸薯条、炸鸡等。某些食物可能会刺激呼吸道，引起咳嗽和气喘等症状。如辣椒、芥末、醋、洋葱、大蒜和生姜等刺激性食物应尽量避免食用。此外，还应避免使用过多的香料和调味品。辛辣食物中的辣椒素可能会导致喉咙疼痛和咳嗽等不适症状，亦应避免食用。

（二）选择易消化的食物

慢性肺炎的老人应选择易消化的食物，以减轻对呼吸系统的负担并提供足够营养。流质食物更容易被消化和吸收，如汤、汁类食物，奶制品、果汁、酸奶等。蔬菜是重要的营养来源，但某些生的蔬菜可能难以消化，建议老人选择煮熟的蔬菜，如胡萝卜、南瓜、土豆等。煮熟蔬菜更容易咀嚼和消化，同时保留了营养价值。软质食物更容易咀嚼和吞咽，并且不会过分刺激消化系统。例如，煮熟的米饭、煮蛋、水煮肉片等都是不错的选

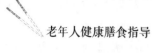

择。容易消化的水果，如香蕉、熟软的梨、煮熟的苹果等也是良好的选择。

二、控制进食量和进食频次

（一）少量多餐，避免暴饮暴食

慢性肺炎的老人应少量多餐，避免暴饮暴食，以缓解对呼吸系统造成的负担。老年人的消化系统不如年轻人强健，而过于饱腹的饮食会对肺部和心脏造成额外负担，不利于健康。因此，老人应选择少量多餐的饮食模式，还可以餐后散步或稍作休息，以助于消化和吸收。

（二）缓慢咀嚼食物，充分消化

应避免急于进食或高速咀嚼，更应避免暴饮暴食。这样的饮食行为可能导致食物摄入过多、过快，使得食物没有充分嚼碎就被咽下，容易引起呼吸道阻塞和肺部不适等问题。

三、提供足够的蛋白质

慢性肺炎的老人需要摄入适量蛋白质，以支持身体对抗感染。选择富含高质量蛋白质的食物，如肉类、鱼、乳制品和豆类等。这些食物含有优质蛋白质，可以提供身体所需的必需氨基酸。对于老年人而言，由于口腔、牙齿或消化系统问题，可能会喜欢食用软食或流质食物，这会影响蛋白质的摄入量。此时可以考虑补充蛋白质补充剂，但是应该在医生或营养师的指导下使用。

四、摄入充足的水

慢性肺炎的老人多喝水对于维持肺部健康非常重要。慢性肺炎可能导致呼吸困难和咳嗽，这会增加身体的水分需求。保持充足的水分摄入可以帮助稀化痰液，使其更容易咳出，并减轻肺部不适。摄入足够水分可以保持呼吸道黏膜湿润，湿润的黏膜有助于防止黏稠的痰液堵塞呼吸道，减少感染和发生炎症的风险。充足的水分有助于维持免疫系统的正常功能。免疫系统对于抵抗感染和控制炎症非常重要，而缺水会削弱免疫系统的作用。水分有助于保持呼吸道的湿润，并减少黏液的黏稠度，促进气道通畅。这有助于预防气道堵塞和支气管痉挛，从而减轻呼吸困难。慢性肺炎的老人可能由于发热、咳嗽和呼吸急促导致水分丧失加剧，补充足够的水分可以预防脱水，维持身体的正常功能。对于慢性肺炎的老人，建议每天饮用充足的水分。一般来说，每天至少需要饮用 6 ~ 8 杯水（1.5 ~ 2 升）。除了直接饮用水外，还可以摄入其他液体，如无糖茶、汤、果汁等。但要避免过度饮水，以免增加心脏负担。请注意，如果老人有其他疾病或特殊情况，例如心脏病或肾脏问题，还需要根据医生或营养师的指导来控制水分摄入量。

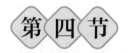

慢性肾病的饮食管理

一、限制蛋白质摄入量

慢性肾病是一种进展缓慢而长期的肾脏疾病，对蛋白质的摄入有一定的限制。根据慢性肾病老人的个体情况，可以设定适当的蛋白质摄入目标，以下是一些考虑因素和建议。肾功能状况：根据慢性肾病的分期，肾小球滤过率（GFR）的高低可以决定蛋白质摄入的限制程度。GFR越低，蛋白质摄入限制越严格。营养状况：老年人往往存在营养摄入不足的问题，因此在设定蛋白质摄入目标时需要综合考虑到老人的营养需求。保证足够的蛋白质摄入对于维持肌肉质量、免疫力和整体健康非常重要。其他合并疾病：老年人往往存在多种慢性疾病，如糖尿病、高血压等，这些疾病也会对蛋白质摄入的限制有所影响。因此，需综合考虑其他疾病对营养的影响。

一般来说，在慢性肾病老人中，蛋白质摄入的建议如下：

早期慢性肾病 [GFR ≥ 60ml/（min·1.73m^2）]：蛋白质摄入量一般建议为 0.8~1g/（kg·d），这是正常成年人的蛋白质摄入量。中晚期慢性肾病 [GFR < 60ml/（min·1.73m^2）]：蛋白质摄入量需要根据个体情况进行调整，通常建议在 0.6~0.8g/（kg·d）之间。对于需要透析的患者，蛋白质摄入量有可能更高。

二、控制钠的摄入

（一）限制盐的摄入

慢性肾病是一种进展性的肾脏疾病，患者在饮食方面需要特别注意限制盐的摄入。盐对慢性肾病的影响：摄入过多的盐会导致体内水分潴留，增加心脏和肾脏负担，使血压升高。对于慢性肾病患者来说，高血压是常见的并发症之一，因此限制盐的摄入对于控制血压非常重要。盐的日常摄入量：一般来说，健康成年人每天的盐摄入量不应超过6g，而慢性肾病患者需要更为严格的控制，通常建议每天盐的摄入量不超过3g。注意盐的来源：除了平时自己在家中使用的盐之外，还需留意食物中隐藏的盐含量。加工食品、罐头食品、快餐食品以及各种调味料中都可能含有较高的盐，因此在购买和选择食物时要仔细查看营养标签。

（二）注意选择低钠或无钠替代品

尽量选择低盐或无盐的食品。烹饪技巧：在烹饪过程中，可以采用一些健康的烹饪技巧来减少盐的使用。例如，选择新鲜的食材，使用香草、香料、酸味的食材（如柠檬汁、醋）等来增加食物的口感和味道，而不需要过多依赖盐来调味。逐渐减少盐的使用量：对于习惯吃咸味食物的老人，突然完全戒掉盐可能会让他们感到不适。因此，可以逐渐减少盐的使用量，给身体和味觉适应的时间。也可以尝试使用一些代替品，如低钠盐、海藻素等。注意合理搭配其他调味品：为了给食物增加口感和味道，可以选择一些健康的调味品，如洋葱、大蒜、姜、辣椒、低钠调味酱等。这些食材能为食物增添丰富的口味，减少对盐的依赖。

三、补充足够的能量

在确定适当的能量摄入范围前，建议咨询专业医生或营养师的建议。

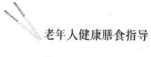

他们可以根据个体情况和慢性肾病的阶段，提供个性化的饮食指导。

1. 合理计算总能量摄入　根据老年人的身体情况、活动水平和代谢率等，计算出适当的总能量摄入范围。这有助于确保摄入足够的能量来维持身体各项功能。

2. 控制蛋白质摄入量　建议在医生或营养师的指导下，控制蛋白质的摄入量，以充分满足营养需求为前提，避免过多摄入增加肾脏负担。

3. 合理分配饮食中的碳水化合物　选择低糖食物，如全谷物、蔬菜和水果等，限制高糖食物和精制碳水化合物的摄入。

4. 控制脂肪摄入量　选择健康的脂肪来源，如橄榄油、鱼油等富含不饱和脂肪酸的食物，避免饱和脂肪酸和反式脂肪酸的摄入。

5. 注意饮食中的微量元素和维生素　慢性肾病老人往往伴随一些营养素的缺乏，如维生素 D、钙、铁等。在制订饮食计划时，应确保摄入足够的微量元素和维生素，可以通过多样化的膳食来实现，或补充相应的营养素。

6. 定期监测和调整　慢性肾病是一个进行性疾病，因此饮食计划需要根据病情的变化进行定期监测和调整。及时与医生或营养师沟通，并进行营养评估，以确保饮食计划的适应性和有效性。

四、控制磷的摄入

（一）避免食用高磷食物

慢性肾病老人需要避免食用高磷食物是因为他们的肾脏已经受损，无法有效排出体内过多的磷。过量的磷摄入会导致血磷水平升高，进而对身体健康造成不良影响，如骨质疏松、心血管疾病等。以下食品富含磷，建议慢性肾病老人限制摄入：①奶酪、酸奶、冰激凌等乳制品；②动物内脏，如肝脏等；③碳酸饮料和糖果，通常添加磷酸盐作为防腐剂和调味剂；④方便面、速冻食品、腌制食品等加工食品。

（二）选择低磷替代品

1. **低磷乳制品** 如低磷奶酪、酸奶、牛奶等，这些产品通常经过加工处理，去除了一部分磷。

2. **谷物和谷物制品** 如米、面粉、面条、面包等。尽量避免食用添加了磷酸盐的谷物和加工食品，如快餐包装的谷物产品。

3. **新鲜肉类和禽类** 选择低脂肪瘦肉，如鱼、鸡胸肉、火鸡等。尽量避免内脏器官如肝脏，因为它们富含较高的磷含量。

4. **蛋白质替代品** 对于素食者或想要减少肉类摄入的慢性肾病老人，蛋白质替代品可以是一个选择。豆制品（如豆腐、豆浆）、坚果（如杏仁、核桃）、大豆制品（如豆奶、豆干）、蛋白质饮料等都可以作为低磷的蛋白质来源。

五、补充足够的维生素和矿物质

（一）增加水果和蔬菜的摄入

水果和蔬菜富含维生素、矿物质和纤维，有助于维持身体健康，并提供丰富的营养素，同时低磷低钠，适合慢性肾病患者。

1. **低磷水果** 如苹果、葡萄、橙子、樱桃、草莓、蓝莓等。它们不仅提供丰富的维生素和矿物质，还富含纤维，有助于促进消化和保持肠道健康。

2. **蔬菜** 尽量选择新鲜的蔬菜，并注重多样化。如叶菜类（菠菜、生菜、羽衣甘蓝）、根茎类（胡萝卜、甜菜根）及其他蔬菜（西蓝花、花椰菜、豆类蔬菜）等。烹饪时可以选择蒸、煮或凉拌，以保留最多的营养素。

3. **增加纤维摄入** 水果和蔬菜是天然的纤维来源。纤维有助于促进肠道蠕动和便秘的缓解。慢性肾病老人可以选择一些富含可溶性纤维的水果和蔬菜，如苹果、梨、胡萝卜、豌豆等。

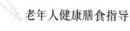

（二）考虑补充维生素和矿物质的口服补充剂

对于慢性肾病老人来说，口服补充剂的选择须谨慎。在血肌酐和尿素氮等体内参数受损的情况下，摄入过量的维生素和矿物质可能会引起肾脏损伤，因此应根据专业医师或营养师的建议进行选择。

六、控制液体摄入量

慢性肾病会降低肾脏的排尿功能，导致体内多余的液体无法有效排出，从而引起液体潴留和水肿。根据每位患者的具体情况，包括病情严重程度、肾功能指标及其他并发症等，医生或营养师会给出相应的液体摄入限制。慢性肾病患者应遵循专业人员的指导进行液体摄入量的控制。

1. **记录饮水量**　患者可以记录每天饮用的水和其他液体的量，确保在规定的摄入范围内。如使用一个特定的饮水杯或记录本来追踪每日饮水量。

2. **避免盲目饮水**　慢性肾病老人应避免过度饮水或违规摄入大量含水分的食物（如西瓜），以免增加肾脏负担，引起液体潴留。

3. **测量体重**　患者每天应定时测量体重，这有助于监测体内液体平衡情况。如果体重明显增加，可能是体内液体潴留的迹象，应及时向医生报告。

4. **注意口渴感**　患者应注意自己口渴的感觉，不要过度饮水。

5. **控制饮料中钠、钾和磷的摄入。**

此外，如果患者存在其他疾病或并发症，如心脏病或高血压，可能需要进一步限制液体摄入。

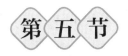

慢性前列腺炎的饮食管理

一、保持适当的水分摄入

慢性前列腺炎是老年男性常见的一种疾病，患者在日常生活中需要保持足够的饮水量来促进尿液排出和预防尿路感染，但同时也需要避免过量饮水。

1. **饮水量要足够** 保持足够的饮水量有助于稀释尿液，减轻排尿时的疼痛和刺激，并帮助清洁尿道。建议老人每天饮水量为 1 500～2 000ml，具体饮水量还需根据个人体质、环境和医生建议进行调整。

2. **均匀分配饮水时间** 老人应将饮水量均匀分配到一天的不同时段，避免一次饮水过多或长时间不喝水。这样可以避免尿液在膀胱中滞留时间过长，减少对前列腺的刺激。

3. **避免过量饮水** 虽然足够的饮水量对患有慢性前列腺炎的老人非常重要，但过量饮水也可能带来不利影响。过多的饮水会增加尿液产生和排出的次数，导致频繁的尿意和夜尿增多，给前列腺带来额外负担。

4. **注意饮水方式** 尽量避免过多摄入含有咖啡因和酒精的刺激性饮料，这些饮料会刺激尿道和前列腺，加重症状。另外，柠檬汁和其他酸性饮料可能会使尿液变酸，刺激尿道和膀胱，导致疼痛和不适；气泡饮料如苏打水、汽水中的二氧化碳会增加腹部膨胀感，并对膀胱产生刺激，亦应避免过多饮用。饮用水、淡盐水、温开水或适度稀释的果汁都是较为适宜的选择。

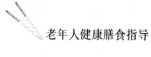

5. 根据个体情况调整　每个人的身体情况和病情程度各不相同，所以饮水量的建议也会根据个体情况有所差异。最好咨询医生或营养师，根据个人情况制订合理的饮水计划。

二、避免辛辣和刺激性食物

慢性前列腺炎是一种炎症性疾病，摄入辛辣的调味品和食物可能刺激前列腺，加重炎症症状。因此，对于慢性前列腺炎的老人来说，减少或避免摄入辛辣的调味品和食物是有益的。

1. **辛辣调味品**　辣椒、辣椒粉、花椒等调味品都含有辣素，摄入后可能刺激前列腺，引起疼痛和不适。

2. **某些海鲜和肉类**　一些海鲜和肉类，如虾、蟹、鳗鱼和鸭肉等，可能含有较高的嘌呤物质，摄入后容易导致尿酸升高，加重炎症症状。老人可以选择低嘌呤的食物，如鱼类、豆类和家禽肉。

3. **加工食品**　加工食品往往含有人工添加剂、调味料和刺激性成分，可能引发炎症反应，如糖果、薯片、辣酱和味精等。

4. **刺激性食物**　如咖啡、茶、可乐等富含咖啡因的饮料，以及强烈的香料、醋、油炸食品、腌制食品、盐分过多的食物等。这些食物可能对前列腺产生刺激和负面影响。

三、控制脂肪摄入

（一）选择健康的脂肪来源

对于慢性前列腺炎的老年人来说，选择健康的脂肪来源非常重要。

1. **橄榄油**　橄榄油富含单不饱和脂肪酸，具有抗炎作用。研究表明，橄榄油中的抗氧化物质可降低炎症水平，减轻前列腺炎症状。建议老年人在烹调和凉拌时选择橄榄油。橄榄油最好是冷榨初榨的，因其保留了更多的营养成分。但请注意，橄榄油仍是一种高热量食物，老年人在摄入橄榄油时应适当控制总体脂肪摄入量。

2. **鱼类** 推荐老年人选择富含 ω-3 脂肪酸的鱼类，如鲑鱼、沙丁鱼、鳕鱼和金枪鱼等。研究显示，摄入足够的 ω-3 脂肪酸可以减轻前列腺炎症状，如炎症和尿路问题。最好选择清蒸、烤或煮的方式烹调鱼肉，以保留其中的营养成分。如果老年人不喜欢吃鱼，也可以考虑补充鱼油或植物来源的 ω-3 脂肪酸补充剂。

（二）避免过多摄入饱和脂肪酸和反式脂肪酸

研究表明，饱和脂肪酸的摄入量过高可能会导致体内前列腺素 E_2 的合成过多，从而增加前列腺疼痛和尿路问题的发生率。老年人在饮食中应适量减少饱和脂肪酸的摄入。可以选择低脂肪的动物性食品，如去皮鸡胸肉、瘦肉、脱脂奶或低脂奶等，同时在烹调时使用少量植物油代替黄油或动物油。反式脂肪酸主要存在于加工食品中，如快餐食品、膨化食品、油炸食品等。摄入过多反式脂肪酸会增加体内炎症水平，加剧前列腺炎症状。

四、补充适量的维生素和矿物质

（一）多食用富含维生素 C 和维生素 E 的食物

对于慢性前列腺炎的老年人来说，增加富含维生素 C 和维生素 E 食物的摄入有助于缓解炎症，促进前列腺健康。

1. **维生素 C** 维生素 C 是一种强效抗氧化剂，可减少炎症反应，增强免疫系统功能，提供保护前列腺组织所需的营养支持。富含维生素 C 的食物包括柑橘类水果（如橙子、柠檬、葡萄柚）、草莓、猕猴桃、菠菜、红辣椒、西蓝花和西红柿等。

2. **维生素 E** 维生素 E 也是一种抗氧化剂，有助于降低前列腺炎症状的严重程度。它可以减少组织受损，促进细胞修复，预防炎症反应。富含维生素 E 的食物包括植物油（如橄榄油、麻油和葵花籽油）、坚果（如杏仁、核桃和腰果）、绿叶蔬菜（如菠菜和甘蓝）及大豆制品（如豆腐和黄豆）等。

（二）适量摄入锌、镁和硒等矿物质

1. **锌**　锌是一种重要的微量元素，对于维持前列腺的正常功能至关重要。它具有抗炎作用，可以控制前列腺炎症。此外，锌还参与了前列腺液的产生，有助于维持正常的前列腺排空。富含锌的食物包括海鲜（如牡蛎、虾、蟹）、禽肉（如鸡肉、火鸡肉）、红肉（如瘦牛肉、猪肉）、坚果（如核桃、杏仁、腰果）以及豆类（如豆腐、蚕豆）。

2. **镁**　镁是身体内的必需矿物质之一，对于前列腺健康起着重要作用。它有助于减轻炎症反应，促进放松前列腺组织，维持正常的尿道功能。富含镁的食物包括绿叶蔬菜（如菠菜、羽衣甘蓝）、全谷类食物（如燕麦、全麦面包）、豆类（如黑豆、芸豆）、坚果（如杏仁、腰果）、鱼类（如鳕鱼、鲑鱼）以及深绿色的蔬菜等。

3. **硒**　硒是一种重要的抗氧化剂，具有抗炎作用，对前列腺健康非常重要。富含硒的食物包括海鲜（如大蒜、牡蛎、鳕鱼）、坚果（如核桃）、谷物（如燕麦、大麦）、禽肉（如鸡腿肉、火鸡肉）以及大豆制品（如豆腐、黄豆）等。

五、控制饮酒

酒精对前列腺组织有一定的刺激作用。饮酒会加重前列腺炎症状，导致前列腺炎反复发作或恶化。

1. **尿液刺激**　饮酒后，酒精会被代谢成乙醛，乙醛具有刺激性，容易引起尿道和膀胱刺激，加重尿频、尿急等症状。

2. **尿液排空障碍** 饮酒会导致尿液的产生增多，加重尿液排空障碍。

3. **水分摄入增加** 酒精是利尿剂，会增加排尿次数，容易引起脱水。老年人本身尿液排空功能可能已经减弱，饮酒后脱水情况会进一步加重，影响前列腺健康。

4. **如有适度饮酒需求，应限制数量和频率**

（1）限制饮酒量：老年人应遵循适度饮酒原则，每天饮酒量不超过30g。一杯标准的啤酒（约355ml）含有约14g酒精。

（2）注意饮酒频率：不要过度频繁饮酒，最好将饮酒时间间隔开来，给身体足够的恢复时间。

（3）饮酒后要适当补充水分，保持体内水分平衡，避免脱水的发生。

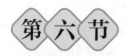

高血压的饮食管理

一、低盐饮食

（一）避免高盐食物

对于高血压老人来说，控制饮食中的盐摄入非常重要。过多的盐摄入会导致体内水分潴留，增加血液容积，引起血压升高。下面是一些高盐食物的介绍，高血压老人应避免或限制摄入：

1. **咸菜和腌制食品**　咸菜、泡菜、酱菜等腌制食品含有较高盐分，应尽量避免或减少摄入。

2. **酱油和酱料**　酱油、豆瓣酱、海鲜酱等调味品中含有大量盐分，应选择低盐或无盐的替代品。

3. **方便面和速食品**　方便面、薯片、火腿肠等速食品含有很高的盐分和添加剂，应尽量避免食用。

4. **盐渍肉类**　咸肉、腊肉、午餐肉等盐腌肉制品含盐量较高，应减少或避免食用。盐腌鱼干和海味：腌鱼干、海带、海米等含有较高盐分，应适量控制摄入。

5. **盐渍坚果和炒货**　盐渍花生、盐渍杏仁、盐炒花生等坚果类食品含盐量较高，应选择无盐或低盐坚果。

6. **高盐饼干和糕点**　一些饼干、糕点和点心含有较高盐分，应选择低盐或无盐的替代品。

（二）食盐的合理摄入量

高血压老人的食盐摄入量应控制在每天 6g 以下，这是世界卫生组织推荐的标准。因为食盐中含有的钠元素会影响身体对血压的调节和尿液排泄，进而引起血压升高。此外，高盐饮食还与心脏病、中风、肾病等疾病有关。对于高血压老人来说，控制食盐摄入量需注意以下几个方面：

1. **适当减少食盐用量** 老人在烹调时，应适当减少食盐量。

2. **调味品的选择** 应尽量选择低盐或无盐的调味品，如醋、姜、葱、蒜、芹菜、香菜等。

3. **少食或不食含盐量高的食物。**

4. **注意食品标签中的盐含量** 老人在购买加工食品时，应仔细阅读包装标签，注意其盐含量和营养成分。

需要注意的是，在控制食盐摄入量时，老人也不能将食盐完全去除，因为钠是身体所需的重要元素。如果长期缺乏钠，会导致体内电解质失衡和功能紊乱，影响心血管、神经系统的正常运作。合理的做法是减量而不是戒盐。

二、富含膳食纤维的饮食

高血压老人应增加水果和蔬菜的摄入量，因为它们富含维生素、矿物质和纤维，对降低血压有益。

（一）水果

香蕉：富含钾元素，可以帮助平衡体内的钠钾比例，有助于降低血压。西瓜：含有丰富的水分和天然的血管扩张剂，有利于促进血液循环。橙子和柑橘类水果：富含维生素C和纤维，有助于降低血压并提高心血管健康。蓝莓：富含抗氧化物，具有降低血压和改善血管功能的作用。石榴：含有丰富的抗氧化物和多酚类化合物，有助于降低血压和改善心血管健康。

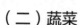

（二）蔬菜

绿叶蔬菜：如菠菜、油菜、芹菜、生菜等，富含叶绿素、叶酸和钾，有助于降低血压和改善心血管健康。西蓝花和菜花：含有丰富的纤维和维生素C，有助于促进心血管健康，并具有抗氧化作用。西红柿：富含番茄红素，具有降低血压和改善血管弹性的作用。胡萝卜：富含胡萝卜素和抗氧化物，有助于降低血压和维持心血管健康。洋葱和大蒜：具有降低血压和改善血液循环的作用。

（三）全谷类食物的选择

高血压老人应选择全谷类食物来保持健康，因其含有丰富的纤维、维生素和矿物质，对于控制血压很有帮助。

1. **燕麦** 燕麦是一种很好的早餐食品，可以选择原始的燕麦或者燕麦片。它们含有丰富的可溶性纤维，可以降低胆固醇和血压，还可帮助消化。

2. **糙米** 含有丰富的纤维、维生素和矿物质。相比白米，糙米的营养价值更高，有助于降低血压和预防心血管疾病。

3. **全麦面包** 可以提供更多的纤维和营养，还可降低血糖和胆固醇，有助于更好地控制血压。

4. **燕麦饼干** 与油炸、高糖的甜点相比，燕麦饼干既可口又健康。燕麦饼干中含有丰富的纤维和维生素，可以帮助控制血压和血糖。

5. **玉米和小麦类食品** 玉米、小麦、玉米面粉和小麦粉等食品，含有丰富的纤维、维生素和矿物质，可降低胆固醇和血压。

虽然全谷类食物对于控制血压很有帮助，但是老人在选择时也应控制食用量，以免摄入过多的碳水化合物。

三、控制饮食中的脂肪摄入

（一）减少饱和脂肪酸的摄入

对于高血压老人来说，减少饱和脂肪酸的摄入非常重要，因为饱和脂肪酸会增加胆固醇水平，导致动脉硬化和血压升高。

1. **选择低脂乳制品** 如低脂牛奶、酸奶和奶酪等。

2. **瘦肉替代** 选择去皮的禽类肉，如鸡胸肉或火鸡肉，作为瘦肉的替代品。也可选择鱼类，如鲑鱼、鳕鱼等，其中含有丰富的 ω-3 脂肪酸，对心血管健康有益。

3. **做好油脂选择** 在烹调食物时，尽量减少使用黄油、动物油和椰子油等高饱和脂肪酸含量的油脂，可选择橄榄油、菜籽油、亚麻籽油等富含单不饱和脂肪酸的油脂作为替代品。此外，尽量少食用煎炸食物，因其通常含有更多的饱和脂肪酸。

4. **控制加工食品摄入** 避免过多食用加工食品，如肉类制品、快餐、糕点等，它们通常含有较高的饱和脂肪酸和盐分。尽量选择新鲜食材，自己烹饪，这样可以更好地控制所摄入的脂肪类型和量。

（二）选择健康的脂肪来源

对于高血压的老人来说，选择健康的脂肪来源非常重要。不饱和脂肪酸有助于降低胆固醇水平和减少动脉堵塞的风险，包括单不饱和脂肪酸和多不饱和脂肪酸。富含单不饱和脂肪酸的食物：橄榄油、花生油、鳄梨、坚果（如杏仁、核桃、榛子）等；富含多不饱和脂肪酸的食物：鱼类（如三文鱼、鲑鱼、鳕鱼）、亚麻籽、松子、葵花籽、豆类等。

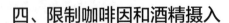

四、限制咖啡因和酒精摄入

（一）咖啡因的摄入控制

对于高血压老人来说，咖啡因的摄入量应受到控制，因其会使心脏加速跳动并导致血压升高。咖啡和茶是最常见的含咖啡因的饮料。建议老年人每天最多只饮用 2～3 杯咖啡或茶，每杯不超过 150ml。很多软饮料也含有咖啡因，如可乐、能量饮料等；巧克力也含有咖啡因。一些药物中也含有咖啡因成分，如止痛药和感冒药等。老年人在服药前应注意查看药物说明书，了解咖啡因含量。

建议老年人在晚上 7 点之后避免饮用带有咖啡因的饮料。总之，老年人应注意饮食和药物中的咖啡因含量，并尽可能减少摄入量。

（二）适量饮酒

对于高血压老人，饮酒需谨慎并限制酒精的摄入。虽然适量饮酒可能带来某些益处，但过度饮酒会对心血管健康造成负面影响。

1. **遵循适量饮酒的标准**　适量饮酒的定义是每日饮酒量控制在适宜范围内，即男性每日不超过两个标准饮酒单位，女性不超过一个标准饮酒单位。一般来说，一个标准饮酒单位相当于含有 14g 纯酒精的饮品。

2. **了解饮品中的酒精含量**　不同种类的饮品中酒精含量有所差异，了解酒精含量可以帮助控制适量饮酒。啤酒：一听（约 355ml）一般含有 5% 左右的酒精。葡萄酒：一杯（约 148ml）一般含有 12% 左右的酒精。白酒：一杯（约 44ml）一般含有 40% 左右的酒精。

3. **注重个体差异和健康状况**　每个人对酒精的反应不同，高血压老人在饮酒前需考虑个体差异和健康状况。如果存在其他心血管疾病风险或慢性疾病，如肝病或胃溃疡等，应避免饮酒。

五、控制糖的摄入

糖分摄入过多可能对血压和整体健康产生负面影响，还易引起超重与肥胖等健康问题，因此建议高血压老人尽量控制糖的摄入，避免高糖饮料和甜点等。

六、饮食与体重管理

（一）控制总体能量摄入

对于高血压老人来说，控制总体能量摄入是非常重要的，因为超过身体所需的能量摄入会导致体重增加，进而增加心血管负担，加重高血压病情。首先要了解自己的身体所需能量总量，可以咨询医生或营养师，根据个体情况制订适宜的能量摄入目标。其次，制订科学的饮食计划，合理控制总体能量摄入，并结合医生或营养师的建议进行调整。同时，还应结合适量的运动和良好的生活习惯，以维持健康的体重和血压水平。

（二）健康的减重计划

对于高血压老人来说，减重计划需要综合考虑饮食、运动和生活习惯等方面。设定合理的减重目标：减重应是循序渐进的过程，建议每周所减重量不超过0.5kg。可以咨询医生或营养师，制订适合自己的减重目标。调整饮食结构：建议采用低能量密度饮食，即保证摄入足够营养，但总体热量相对较低。增加蔬菜、水果、全谷物和豆类等富含纤维食物的摄入，这些食物能够提供饱腹感，同时热量相对较低。控制高热能食物（如肉类和糖分丰富的食物）的摄入量。增加适量运动：适度增加身体活动量，包括有氧运动和力量训练。有氧运动可以帮助燃烧多余热量，提高心肺功能，如散步、游泳、骑自行车等；力量训练可以增强肌肉力量，促进新陈代

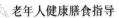

谢。在开始新的运动计划前，可先咨询医生，确保身体状况安全。请注意，在进行减重计划时，高血压老人应与医生或营养师保持密切沟通，以确保身体安全。

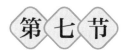

脑卒中的饮食管理

一、控制钠摄入量

减少食用高盐食物

脑卒中（中风）患者应减少食用高盐食物，以降低血压，控制病情进展。

1. **了解食物的盐含量** 可通过查看食品包装上的营养标签或查询相关信息获取，尽量选择低盐或无盐添加的食品。

2. **逐渐减少盐的使用量** 可以尝试逐步减少烹饪中添加的盐量，也可以使用其他调味品或香料来增加食物口感。避免使用高盐调味品，如酱油、酱料、味精等，可选择低钠或无盐添加的替代品。

3. **烹饪技巧** 尽量选择清淡的烹饪方法，如清蒸、水煮、烤或炖煮，而不是油炸或炒制食物。这样可以减少对食物添加过多盐分的需求。

4. **多食用新鲜食材** 如蔬菜、水果、瘦肉、鱼类等。这些食材本身含有较少的盐分，还能提供丰富的维生素、矿物质和纤维。

5. **注意外出就餐** 外出就餐时，可要求餐馆减少食物中的盐用量，或者选择低盐菜肴。

6. **避免食用加工食品** 如薯片、腌制品和罐头等，因其通常含有较高的盐分、脂肪和添加剂。

二、增加膳食纤维摄入量

脑卒中（中风）发生后，老年人应特别关注饮食中膳食纤维的摄入。膳食纤维可以降低胆固醇和甘油三酯水平，有益于心脑血管健康；还可促进肠道健康、控制血糖水平。以下是一些富含膳食纤维的食物，适合脑卒中老人多食用：

1. **新鲜的水果和蔬菜**　特别是含有皮和籽的部分，富含更多纤维。如苹果、梨、草莓、蓝莓、胡萝卜、花椰菜、豌豆、菠菜等。

2. **全谷物和杂粮**　如全麦面包、燕麦、糙米、玉米等。与精细加工的食物相比，全谷物和杂粮保留了更多纤维和其他营养成分。

3. **豆类和豆制品**　富含膳食纤维，并且有助于降低胆固醇。建议多吃大豆、黄豆、红豆、绿豆、豆腐、豆浆、腐竹等。

4. **坚果和种子**　是膳食纤维和健康脂肪的良好来源。可选择核桃、杏仁、南瓜子、亚麻籽等，可作为零食或配料食用，但要控制摄入量，因为干果的热量较高。在增加膳食纤维摄入时，还需确保老年人的饮水量，因为膳食纤维需要充足的水分才能发挥最佳效果。

三、控制胆固醇摄入量

（一）减少高胆固醇的食物摄入

脑卒中老人需要减少高胆固醇的食物摄入，以降低血液中的胆固醇水平，有利于预防脑血管疾病。以下是一些应该减少或避免摄入的高胆固醇食物：

1. **动物内脏**　肝脏、脑、肾脏等动物内脏富含胆固醇。

2. **肉类**　高脂肉类，特别是红肉和加工肉制品（如午餐肉、热狗、香肠等）中的胆固醇含量较高，可选择瘦肉（如鸡胸肉、鱼肉）作为替代。

3. **奶制品**　全脂奶、黄油、芝士和冰激凌等奶制品富含胆固醇，建议选择低脂或无脂的替代品。

4. **动物油脂** 植物油比动物油的胆固醇含量低，应减少动物油的使用，选择植物油（如橄榄油、菜籽油、花生油）作为烹饪和调味的首选。

5. **蛋黄** 蛋黄中的胆固醇含量较高，建议每周食用不超过 3~4 个。

6. **糕点和油炸食品** 糕点、糖果和油炸食品通常富含反式脂肪酸和饱和脂肪，对人体内的胆固醇水平不利，应限制摄入。

（二）选择低脂肪的食物

饱和脂肪酸会提高血液中的胆固醇水平，应减少肥肉、黄油、奶油等高饱和脂肪酸食物的摄入。不饱和脂肪酸有助于降低胆固醇水平，可适量摄入富含不饱和脂肪酸的食物，如鱼类、坚果、橄榄油等。

四、摄入足够的抗氧化物质

抗氧化物质可以防止或减轻自由基对脑血管的损害。自由基是一种带有未配对电子的分子，当它们遇到氧气时会产生氧化反应，释放出能量并对周围的细胞和组织造成损伤。自由基对脑血管损害的影响尤其显著。抗氧化物质通过向自由基提供电子来阻止其进一步损伤周围的细胞和组织。抗氧化物质包括多种维生素（如维生素 C、维生素 E 等）和多酚类物质（如类黄酮、儿茶素等），以及某些微量元素（如锌、硒等）。这些物质可以促进细胞内外的氧化还原平衡，从而减少自由基的生成和减轻其对细胞的损害。此外，抗氧化物质还可以减少炎症反应，降低血栓形成和动脉硬化的风险。

以下是一些富含抗氧化物质的食物：

1. 西蓝花、胡萝卜、西红柿、橙子和蓝莓等蔬菜和水果富含抗氧化物质，如维生素 C、β- 胡萝卜素和类黄酮等。

2. **坚果和种子** 核桃、杏仁、亚麻籽和葵花籽等富含抗氧化物质和不饱和脂肪酸。

3. **海鱼** 富含 ω-3 脂肪酸的鱼类（如三文鱼、鳕鱼和沙丁鱼）具有抗氧化和抗炎作用。

4. **绿茶** 绿茶中的儿茶素和其他多酚化合物具有强大的抗氧化作用，有助于降低脑卒中风险。

5. **橄榄油** 橄榄油是一种富含单不饱和脂肪酸和维生素 E 的健康油脂，具有抗氧化和抗炎作用。

6. **叶绿蔬菜** 如菠菜、羽衣甘蓝和甜菜叶等富含叶绿素，具有抗氧化和抗炎特性。

7. **葡萄皮和红酒** 葡萄皮中的花青素和红酒中的白藜芦醇都具有抗氧化作用，适度摄入可带来益处。

8. **黑巧克力** 含有高可可固体含量的黑巧克力富含抗氧化物质，有助于改善心血管健康。

五、控制饮食总热量

（一）根据个体情况，合理安排饮食总热量

1. **能量需求** 一般来说，需要考虑基础代谢率（BMR）和日常活动水平来确定个体的能量需求。BMR 是指人体在静息状态下维持正常生理功能所需的能量，可以使用相应公式或咨询医生或营养师来计算能量需求。

2. **病情和康复阶段** 脑卒中后的老人可能面临不同的康复阶段，而每个阶段对能量的需求也会有所变化。早期康复阶段可能需要更多能量来支持身体的修复和再生，而后期康复阶段则可能需要适当控制能量摄入，以维持身体健康。

3. **体重管理** 如果脑卒中老人有超重或肥胖问题，合理控制总热量摄入是管理体重的重要方面。根据个体情况，可以适当降低总热量摄入，以达到减重目标。

（二）避免过度饮食和肥胖，保持适当体重

脑卒中后的老人需要采取一些措施来避免过度饮食和肥胖，以保持适当体重。老年人的能量需求相对较低，因此需要适度控制总热量摄入，可通过减少高热量、高脂肪和高糖的食物摄入来实现。与医生或营养师合作，制订个性化的饮食计划，确保摄取适量的能量，并提供所需的营养物质。尽量遵循规律的三餐，避免频繁的零食和夜宵。除了饮食控制，身体活动也至关重要。根据医生建议，进行适度的体育锻炼和身体活动，如散步、游泳、瑜伽等。这有助于消耗多余能量，增强心血管健康和肌肉力量。

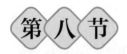

糖尿病的饮食管理

一、控制碳水化合物摄入

（一）选择低 GI（血糖生成指数）的碳水化合物食物

对于糖尿病老人来说，选择低 GI 的碳水化合物食物可以帮助控制血糖。GI 是一种用于评估食物所含碳水化合物对血糖升高的指标，数值越低表示食物所含的碳水化合物对血糖升高的影响越小。低 GI 的碳水化合物食物有助于维持血糖稳定，缓解胰岛素分泌压力，减少血糖峰值，延缓胃肠道中食物的消化吸收，有益于调节胰岛素分泌和血糖浓度。以下是糖尿病老人可以选择的低 GI 碳水化合物食物：

1. **糙米**　相比白米饭，糙米的 GI 值更低，且富含膳食纤维和维生素 B 群。

2. **燕麦片**　含有可溶性膳食纤维，可以减缓血糖上升和胃肠道排空速度，GI 值较低。

3. **全麦面包**　含有更多的膳食纤维和维生素 B 群，比白面包的 GI 值更低。

4. **豆类**　是优质的蛋白质来源，同时含有较少的碳水化合物和更多的膳食纤维，GI 值很低。可以选择绿豆、黑豆、红小豆等低 GI 豆类作为主食。

5. **水果**　应选择低糖分、高纤维素的水果，如草莓、柚子、菠萝等。

6. **蔬菜**　非淀粉类蔬菜富含维生素和矿物质，同时含有较少的碳水化合物和可溶性膳食纤维，GI 值很低。

（二）合理分配碳水化合物摄入量

对于糖尿病老人，合理分配碳水化合物摄入量至关重要。

1. **向医生或营养师咨询**　每个人的糖尿病管理需求可能不同，因此首先应咨询医生或营养师，根据个人情况确定碳水化合物摄入量的目标。

2. **控制总体碳水化合物摄入量**　尽管每个人的需求有所不同，但一般建议糖尿病患者控制总体碳水化合物摄入量，避免过量摄入。具体摄入量视个体情况而定，可以参考每天摄入总能量的 45% ~ 60%。

3. **分散碳水化合物摄入**　将碳水化合物摄入分散到每一餐和零食中，避免单次摄入过多。分散摄入可减缓血糖的上升速度，有助于控制血糖。

4. **关注膳食纤维摄入**　增加膳食纤维的摄入有助于控制血糖，因为膳食纤维可减缓碳水化合物的消化和吸收。

5. **监测血糖**　定期监测血糖水平，了解特定食物对血糖的影响，并根据实际情况调整碳水化合物摄入量。

二、控制脂肪摄入

糖尿病患者减少饱和脂肪酸和反式脂肪酸的摄入对于控制血糖、保护心血管健康非常重要。

1. 避免高脂肪食物，特别是动物脂肪含量较高的食物，如红肉、肥肉、全脂乳制品等。可选择瘦肉、鱼类、禽类（去皮）、低脂奶制品等替代。

2. 油炸食品中通常含有较多的饱和脂肪酸和反式脂肪酸，如炸薯条、炸鸡等，应尽量避免。购买食品时需仔细阅读产品标签，了解脂肪含量和类型。尽量选择低脂肪和无反式脂肪酸的食品。

3. 采用健康的烹饪方式，如烤、蒸、煮、炖等，有助于减少额外的脂肪摄入。

4. 适当增加不饱和脂肪酸的摄入，如橄榄油、鱼类和坚果等。

三、控制体重

（一）根据个体情况，合理控制体重

糖尿病老人根据个体情况，合理控制体重对于控制血糖水平非常重要。

1. **饮食调整** 建议控制总热量摄入，确保摄入的热量不超过日常需求。选择低糖、低脂肪和高纤维食物，如蔬菜、水果、全谷类和瘦肉等，以满足身体所需营养而不增加额外热量。

2. **控制餐前血糖** 糖尿病老人在进食前应控制好血糖水平。高血糖会导致过多的胰岛素分泌，促进脂肪沉积。通过均衡饮食、控制碳水化合物摄入、适量运动等方式来控制血糖。

（二）遵循医生或营养师指导，进行健康的减重计划

糖尿病老人可以根据自己的情况和医生建议，选择适量的碳水化合物食物，并做好饭前和饭后血糖监测，适当调整饮食结构。适度的运动可以帮助糖尿病老人控制体重。根据个体情况，选择适合的运动方式，如步行、慢跑、游泳等有氧运动，每周至少进行 150 分钟的中等强度运动。运动可以帮助消耗多余热量，降低血糖，改善身体代谢。糖尿病老人应定期监测体重和血糖水平。通过持续监测，可及时调整饮食和运动计划，发现和处理体重波动和血糖异常。

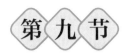

第九节

癌症患者的饮食策略

一、增加蛋白质和热量的摄入

（一）蛋白质的重要性

蛋白质是人体构建和修复组织所必需的营养物质，对于癌症老人来说，它具有以下作用：

1. **维持肌肉和功能** 癌症治疗过程中，患者可能会出现食欲不振、体重下降和肌肉消耗等情况。蛋白质能够提供身体所需的氨基酸，帮助维持肌肉组织并促进康复过程。充足的蛋白质摄入可以帮助患者恢复体力，增强身体抵抗力，并提高生活质量。

2. **支持免疫系统功能** 癌症治疗会对免疫系统产生一定影响，使患者更容易受到感染。蛋白质在免疫系统的正常运作中起着重要作用，能够合成免疫细胞所需的抗体和免疫介质，增强身体对抗疾病的能力。

3. **促进伤口愈合** 癌症治疗过程中，可能会出现手术切口或放疗的副作用，如口腔溃疡、黏膜炎等。蛋白质是伤口修复和组织再生所必需的营养物质，在这些情况下可以促进伤口愈合。

（二）增加蛋白质摄入的方法

对于癌症老人来说，增加蛋白质摄入可以通过以下几种方法实现：

1. **多样化蛋白质来源** 饮食中应包含多种蛋白质来源，如瘦肉、家禽、鱼类、豆类、乳制品、坚果和种子等。选择不同的蛋白质食物可以提供不同种类的氨基酸，有助于满足身体的营养需求。

2. **适量增加食肉量**　如果癌症老人的胃口良好并且能够耐受，可以适量增加食肉量。瘦肉、鱼类和家禽是较为理想的高质量蛋白质来源。优选易于消化的烹饪方式，如蒸、煮或慢炖，以增加肉类的可消化性。

3. **增加豆类和豆制品的摄入**　豆类和豆制品（如豆腐、豆浆、黄豆等）是植物性蛋白质的良好来源。它们富含纤维和维生素，且通常含有较低的饱和脂肪和胆固醇，是健康的蛋白质选择。

4. **选择富含蛋白质的乳制品**　如牛奶、酸奶和乳酪含有丰富的蛋白质和钙。对于肠胃状况较好的患者，可以考虑增加这些食物的摄入量，以提供额外的蛋白质和营养。

5. **添加坚果和种子**　坚果和种子也是优质蛋白质的来源。例如杏仁、核桃、花生、亚麻籽、葵花籽等都可供选择。它们不仅提供蛋白质，还富含健康的脂肪、纤维和抗氧化剂。

6. **考虑蛋白质补充剂**　如果患者食欲不振、进食困难或蛋白质摄入明显不足，可以在医生或营养师的指导下考虑蛋白质补充剂。这些补充剂可以作为辅助措施，帮助患者满足蛋白质需求。

（三）热量的重要性

对于癌症老人来说，热量的摄入具有重要意义。

1. **维持营养平衡**　癌症老人往往在治疗过程中面临着食欲不振、口味改变、吞咽困难等问题，导致他们摄入的食物量减少。而热量作为能源的供应者，对维持营养平衡至关重要。充足的热量摄入可以提供身体所需能量，维持正常的新陈代谢和器官功能，防止体重下降和营养不良。

2. **促进免疫力**　癌症治疗通常会对免疫系统造成一定影响，降低患者的抵抗力。而热量的摄入直接影响免疫系统的正常运作，充足的热量可以支持免疫细胞的生成和功能，提高机体对抗感染和疾病的能力。

3. **帮助恢复和康复**　癌症治疗常常伴随着手术、放疗、化疗等侵袭性的治疗方式，对患者的身体造成一定程度的损伤。适当的热量摄入有助于维持和促进组织修复和康复，加速伤口愈合，提高生活质量。

4. **改善体力和活动能力**　癌症治疗以及肿瘤本身对患者的体力和活动能力均会产生负面影响。适当的热量摄入可以提供足够的能量，提高肌肉力量和耐力，有助于患者恢复体力，提高生活质量。

然而，需要根据患者的具体情况和医生建议来确定合适的热量摄入量。过多或过少的热量摄入都可能对健康造成不利影响。如果患者由于食欲减退或其他原因无法摄入足够热量，可以考虑通过增加进食次数，选择高热量、易消化的食物，添加脂肪、蛋白质补充剂等方法来增加热量摄入。在这一过程中，与医生和营养师的密切合作非常重要，以确保患者膳食的平衡和合理性。

二、维生素、矿物质和抗氧化剂的重要性

（一）维生素的重要性

癌症老人的维生素摄入对于维持身体健康和增强免疫力非常重要。

1. **支持免疫系统**　维生素在免疫系统正常运作中起着至关重要的作用。维生素 C、维生素 E 和维生素 A 等抗氧化维生素可以帮助清除自由基，减少炎症反应，促进免疫细胞的生成和功能。维生素 B 族、维生素 D 和维生素 K 等也与免疫系统的调节密切相关。适当的维生素摄入有助于提高癌症老人的免疫力，增加对感染和疾病的抵抗能力。

2. **促进营养吸收**　癌症治疗过程中，往往会出现食欲不振、消化道问题等情况，导致营养吸收不足。维生素 B 族对蛋白质、脂肪和碳水化合物的代谢具有重要作用，有助于提高食物的消化吸收效率。维生素 D 有助于钙和磷的吸收，维生素 K 则对血液凝固、骨骼健康等方面起作用。适当的维生素摄入可以促进营养物质的吸收利用，减轻营养不良的风险。

3. **抗氧化保护**　癌症老人往往面临着氧化应激的问题，氧化应激会导

致细胞损伤和炎症反应加剧。维生素 C、维生素 E 和维生素 A 等抗氧化维生素可以中和自由基，减少氧化应激带来的损伤。适当的维生素补充可以提供足够的抗氧化保护，减轻身体对氧化应激的损害。

4. 帮助恢复和康复 癌症治疗过程中，身体往往经历剧烈的代谢变化和组织修复需求。适当的维生素摄入可以促进蛋白质合成、伤口愈合、组织修复等过程，有助于加速恢复和康复，提高生活质量。

需要注意的是，维生素的摄入应当通过多样化和均衡的饮食来实现。食物中的天然维生素通常比维生素补充剂更容易吸收利用，并且与其他营养素的相互作用更加复杂。因此，建议癌症老人在摄入维生素时，优先选择新鲜蔬菜、水果、全谷类食物、富含蛋白质的食物等健康食品。同时，在确定维生素摄入量时，也应该遵循医生或营养师的建议，根据患者具体情况进行调整。

（二）矿物质的重要性

矿物质的摄入对癌症老人同样非常重要，因为矿物质在维持生理功能、支持免疫系统、调节酸碱平衡等方面发挥着关键作用。

1. 钙 钙是骨骼健康所必需的矿物质。癌症老人往往面临骨质疏松风险，特别是在接受放化疗或长期卧床休息的情况下。适当的钙摄入可以增加骨密度，预防骨质疏松和骨折的发生。此外，钙还参与神经传导、肌肉收缩等多种生理过程。

2. 镁 镁是许多酶的辅助因子，对能量代谢、蛋白质合成、心血管功能等有重要影响。癌症治疗过程中，镁的需求可能增加，因为一些抗癌药物会导致镁的流失。适当的镁摄入有助于维持心脏健康、缓解焦虑和疲劳等症状。

3. 锌 锌对于免疫系统的正常运作至关重要。癌症老人往往伴随着免疫功能下降，适当的锌摄入可以提高免疫细胞的活性和增加抗体产生。此外，锌还参与细胞分裂、DNA 合成、伤口愈合等过程。

4. **铁** 铁是血红蛋白合成的关键元素，也参与氧气的运输和储存。在癌症治疗期间，一些患者可能出现贫血情况，适当的铁摄入可以帮助改善贫血症状，提高身体的氧气供应。

5. **锰、铜、硒等微量元素** 这些微量元素在体内少量存在，但在细胞代谢、抗氧化反应、酶活性等方面发挥着重要作用。癌症老人对这些微量元素的需求同样重要，有助于促进免疫力和维持正常生理功能。

（三）抗氧化剂的重要性

在人体内，氧气是必不可少的物质，但它也会参与一些自由基反应。自由基是一种具有不稳定电子结构的氧化分子，在人体内会与其他分子进行反应，导致细胞和组织损伤。长期的自由基损伤与人类许多疾病的发生有关，包括癌症。因此，增加抗氧化剂的摄入，有助于中和自由基，预防癌症和其他疾病。

1. **中和自由基** 抗氧化剂可以中和体内的自由基，从而减少对细胞、组织的损害。在癌症治疗期间，放射治疗和化学治疗等都会产生大量的自由基，增加细胞损伤和机体的氧化压力。适当的抗氧化剂摄入可以帮助减轻损伤和提高机体抵御能力。

2. **维持免疫系统功能** 抗氧化剂可以帮助维持免疫系统的正常功能。在癌症治疗期间，免疫系统的消耗和抑制通常会发生，这可能导致机体无法应对感染和其他病理状态。适当的抗氧化剂摄入可以提高机体的抵抗能力和构建免疫防线。

3. **抗衰老** 自由基的过量产生与人类衰老和许多慢性疾病有关。适当的抗氧化剂摄入可以帮助减少自由基损伤，延缓身体老化进程。

4. **促进癌症治疗** 一些研究表明，适量的抗氧化剂摄入可以通过减轻毒性和副作用，提高癌症治疗的效果和耐受性。

然而，需要注意的是，抗氧化剂在癌症治疗期间是否有益仍然存在争议，医生和营养师的指导非常重要。常见的抗氧化剂包括维生素 C、维生素 E、β-胡萝卜素、硒等。需要注意的是，除了适当的抗氧化剂摄入外，保持健康的生活方式、合理饮食、充足睡眠和减少情绪压力等，都有助于减轻氧化压力和提高机体保护能力。

三、饮食对癌症治疗的辅助作用和注意事项

（一）饮食对癌症治疗的辅助作用

饮食在癌症治疗中具有重要的辅助作用，能够帮助患者减缓疾病进展、提高生活质量和预后。

1. **维持营养平衡**　癌症治疗对患者的身体造成一定程度的损害，包括对正常细胞和癌细胞的影响。在此过程中，患者经常出现食欲不振、消化吸收不良、体重下降等问题，这会加剧患者身体的虚弱状态。因此，合理、适当的饮食可以帮助患者维持基本的营养需要，增强体力，更好地承受治疗的影响。

2. **提高免疫力**　正确的饮食选择可以增强患者的免疫力，并帮助他们抵御疾病。某些特定的食物，如新鲜水果和蔬菜、全麦面包、豆类等，含有丰富的天然抗氧化物和维生素，能够有效地提高人体的免疫力。

3. **减轻副作用**　癌症治疗常带来一系列的副作用，如恶心、呕吐、口干等。合理的饮食可以帮助减轻这些不适症状，同时防止营养失调。

4. **改善预后**　针对某些特定类型的癌症，一些研究表明，适当的饮食选择可能有助于缓解疾病进展，提高患者生存率。例如，低脂、高纤维的饮食模式可能有助于减缓结肠癌或乳腺癌的发展。

（二）饮食在癌症治疗中的注意事项

癌症患者在选择饮食时应注意以下几点：

1. **保持饮食多样化**　建议从谷物、蔬菜、水果、乳制品、蛋白质来源（如鱼、肉、豆类等）中均衡摄取营养成分，避免过度关注某些特定的食

营养在老年健康促进中的作用 第八章

物或营养成分而忽略整体的营养均衡。

2. **控制脂肪和糖分**　高脂、高糖饮食可能增加患癌风险，建议限制高脂、高糖饮食的摄入量。

3. **增加纤维素摄入**　适度增加膳食纤维摄入可能对预防癌症有所帮助，可以通过食用更多的全麦面包、谷类、蔬菜、水果等来实现。

4. **注意饮水**　患者应保持足够的饮水量，以避免脱水和肾功能受损的风险。

总之，合理的饮食对于癌症治疗中的辅助作用至关重要。在接受治疗的同时，患者应当注意饮食的选择和调整，并遵循健康饮食的原则，以促进身体健康和治疗效果的提高。

197

第九章

老年人的饮食安全

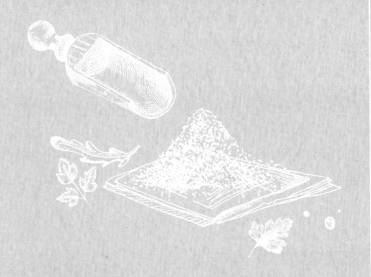

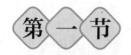

食品储存和保鲜

一、食品储存的原则

（一）食品储存的重要性

1. **避免食品变质**　在错误的储存条件下，食品可能会变质或变得不安全。例如，温度过高可能导致细菌繁殖，而潮湿的环境则有利于霉菌生长。正确地储存可以避免这些问题，食品不会变质或产生异味。

2. **保护营养物质**　某些食品中的营养物质在受热或受光照射时容易损失。例如，维生素 C 在暴露于空气中时容易氧化，从而降低其营养价值。正确地储存可以减少营养物质的丢失，更好地保存食品的营养成分。

3. **减少浪费**　通过正确的食品储存，可以避免浪费。例如，在正确的温度下储存，蔬菜和水果可以保持新鲜，而在错误的条件下储存则可能变质或腐烂。

4. **保护食品品质**　正确的储存可以保持食品的口感、色泽和外观。例如，在冷冻温度下存储肉类和鱼类可防止其退色和损失口感。

综上所述，食品储存对于保持食品安全和质量至关重要。正确的储存方式可以延长食品的保质期，保护食品中的营养物质，更好地管理食物资源。

（二）食品储存的基本原则

1. **温度控制**　温度是影响食品新鲜度的主要因素。大多数食品的最佳储存温度为 0 ~ 4℃或 - 18℃以下。冷藏食品应储存在 4℃以下，而冷冻食品应储存在 - 18℃以下。因此，正确地设置和调节冰箱和冷冻器的温度以及选择合适的储存容器十分重要。

2. **充分密封**　空气和水分会影响食品的新鲜度和品质，从而导致变质。如果使用保鲜膜、密封罐或真空包装等密封方式，可以有效减少这些影响。

3. **避免日光直射**　有些食品对阳光或强光敏感，容易发生性质变化，因此需要避光存储。可选用不透明的容器或将食品放置在阴暗处，尽量减少光照。

4. **防潮防湿**　对于容易受潮的食品，要采取防潮措施，如使用干燥剂或防潮袋来吸湿。同时，要保持存储环境干燥，防止霉菌滋生。

5. **分开存放**　某些食品（尤其是肉类和海产品）含有较高水平的细菌，可能会污染其他食品。因此，应将不同类型的食品分开储存，以避免交叉污染。

6. **充分清洗**　在食品储存之前，一定要先将其清洁干净。食品表面的杂质和细菌可能会导致变质和污染。

7. **标记**　储存食物时，应记录食品的储存日期和保质期，以便及时食用或处理。

8. **定期检查**　定期检查食品存储条件、保质期和品质，及时发现问题并采取措施解决。还要对包装完好性进行检查，避免破损或渗漏现象。若发现问题，应及时更换包装或重新包装。

9. **按照规定时间食用**　即使食品储存得很好，也不能无限期保存。因此，在食用之前必须检查其保质期，并遵循储存时间的建议。

（三）不同食品的储存方法

1. **蔬菜和水果**　大多数蔬菜应放在冰箱的蔬菜抽屉中，温度保持在 4℃左右。特别是叶类蔬菜（如菠菜、生菜）宜清洗干净后装入塑料袋，并在使用前尽量保持湿润。不同水果的储存方法略有差异。大部分水果应放在冰箱中的水果抽屉中，以防止过快成熟和腐烂。某些水果（如苹果、草莓）最好保持干燥，其他水果（如梨、桃子）则需要保持湿润。

2. **肉类** 新鲜肉类应该在冰箱中以 < 4℃的温度冷藏。将其放在密封的容器中或用保鲜薄膜密封包装，以防止污染和异味传播。肉类还可以冷冻以延长保质期。在将肉类冷冻之前，需用塑料袋或保鲜膜包装密封，以确保食品处于干燥状态。

3. **鱼类和海鲜** 新鲜的鱼类和海鲜最好在冷藏温度下储存，并且尽快食用以保持其新鲜度。将其放在盘子上，上面覆盖保鲜薄膜，以保持湿度。鱼类和海鲜还可以冷冻保存。事先将其整理、清洁并包裹好，放入密封的冷冻袋中，温度保持在 − 18℃以下。

4. **面食和谷物** 一般来说，面食和谷物（如面条、米、面粉）应存放在干燥、凉爽的地方，远离阳光直射和潮湿环境。使用密封容器或塑料袋密封也是保持其质量的好方法。

5. **干果、坚果和种子** 这些食物应储存在干燥、凉爽的地方，并且由于其油脂含量较高，最好放在密封的容器中以防潮湿和虫害。

6. **奶制品** 牛奶应该在4℃以下冷藏，放置在冰箱内部，远离其他食品，以防串味。不同类型的奶酪有不同的储存要求，硬质奶酪可以在冰箱中冷藏，而软质奶酪通常需要保存在低温下，但不宜冷藏。

二、储存温度和时间的控制

（一）储存温度的重要性

1. **防止细菌滋生** 许多细菌在较高的温度下繁殖得很快，从而导致食品腐烂和产生毒素。例如，沙门菌可以在温度达到37℃（人体温度）时快速生长，因此将食物冷却至4℃以下可以减缓细菌滋生的速度。

2. **延长保质期** 将冷鲜肉类放入低温环境中可以将其保质期延长数

天，而将其冷冻可以延长保质期至数月。

3. **保持口感和味道** 一些食品的味道和口感可能会受到储存温度的影响。例如，苹果和草莓应在低温下保存，以防止其过早腐烂和失去味道。

4. **避免物质变化** 一些食品中的化学物质可能在不适当的储存条件下发生变化，从而影响其安全性和质量。例如，葡萄干在高温下会变得干燥和硬化。

（二）食品储存温度的控制原则

1. **分类和分区** 将不同类型的食品进行分类和分区是储存温度控制的基础。根据食品的特性和储存要求，将其分为不同的组别，以便确定适宜的储存温度。

2. **冷藏温度控制** 一般来说，冷藏温度范围在 0 ~ 7℃之间。冷藏温度的控制原则包括：

（1）具体要求：不同食品有不同的冷藏温度要求，请参考食品包装上的指导或相关专业建议。

（2）冷藏器的设置：确保冷藏器内部温度稳定，并根据需要进行调整。

（3）空气循环：确保冷藏器内空气能够良好地流通，避免食物受潮。

3. **冷冻温度的控制原则** 冷冻温度通常 < − 18℃，其原则包括：

（1）快速冷冻：新鲜食物在放入冷冻器前，应尽快冷却至适当温度，以防止细菌生长。

（2）冷冻器设置：确保冷冻器能够维持稳定的低温，并根据需要进行调整。

（3）冷冻周期：遵循食品的冷冻周期，不要将已解冻的食物再次冷冻。

（4）温度监测和记录：定期监测食品储存区域的温度，并记录下来。这有助于及时发现温度异常并采取相应措施。

4. **避免温度变化** 尽量避免频繁开启和关闭冷藏器和冷冻器门，以减少温度变化。此外，也要注意避免将热食物直接放入冷藏器或冷冻器中，以免影响整体温度。

5. **遵循食品安全指南** 遵循相关的食品安全指南和规定是确保食品储存温度控制的重要部分。这些指南提供了关于不同食品类型、储存期限和温度要求的详细信息。

（三）不同食品的储存时间控制

不同食品的储存时间控制取决于其特性、容易腐败的程度以及储存条件等因素。

1. **生肉和家禽** 生肉和家禽是容易腐败的食品，需要在冷藏温度下储存。一般的储存时间为：鸡肉、火鸡：在 0～4℃的冷藏条件下，可以储存 2～3天。牛肉、猪肉、羊肉：在 0～4℃的冷藏条件下，可以储存 3～5天。

2. **新鲜鱼类** 在 0～4℃的冷藏条件下，可以储存 1～2天。

3. **熟肉制品** 像香肠、火腿、午餐肉等熟肉制品保质期较长，可以在冷藏或冷冻条件下储存。在 0～4℃的冷藏条件下，可以储存 7～10天；在 -18℃以下的冷冻条件下，可以储存 1～2个月。

4. **蔬菜和水果** 储存时间取决于其种类和成熟程度，大多数蔬菜可以在冷藏条件下储存 3～7天。一些叶菜类如生菜、菠菜等，最好利用保鲜袋或湿纸巾包裹，以湿润保鲜。水果根据不同种类，储存时间也会有所不同。一般成熟的水果可以在冷藏条件下储存 3～7天。

5. **奶制品** 需要在冷藏温度下储存，且应遵循包装上的指导。牛奶：在冷藏条件下，可储存 5～7天；酸奶：在冷藏条件下，可储存 1～2周。还需注意检查牛奶或酸奶的新鲜度及保质期信息。

6. **罐装食品** 通常具有较长的保质期限，可以在室温下储存。如罐头食品，可在室温下储存数月至数年，还需注意检查罐头的完整性和保质期信息。

三、包装材料选择和使用

（一）包装材料的选择原则

1. **食品安全** 食物包装材料必须符合卫生标准，不会对食品造成污染或有害物质渗入。在选择包装材料时，需要确保其符合国家相关法规和标准，如《食品安全国家标准 食品接触材料及制品生产通用卫生规范》（GB 31603-2015）等。

2. **保鲜性能** 包装材料应具有良好的保鲜性能，能够有效隔绝氧气、水分、异味和微生物等因素，延长食品保质期。材料的气体渗透率、水蒸气透过率和密封性能等指标是评估其保鲜性能的重要因素。

3. **物理性能** 包装材料应具备足够的强度、柔韧性和耐磨性，以防止包装袋破裂、漏气或变形，从而保证食品的完整性和品质。

4. **适应性** 不同食品的包装需求各异，选择包装材料时需要考虑食品的性质、形状和加工方式等因素。例如，液体食品适合使用密封性好的塑料瓶或罐装；高温食品适合使用耐热性好的包装材料。

5. **可回收性和环保性** 选择可回收利用的包装材料对环境保护至关重要。优先选择可降解、可循环利用或可回收的包装材料，如可生物降解塑料、纸质包装等，以减少对环境的影响。

6. **包装成本** 包装材料的成本也是需要考虑的因素之一。不同材料的价格会有所差异，需要综合考虑包装效果和成本之间的平衡，选择性价比较高的包装材料。

综上所述，选择食物包装材料需要综合考虑食品安全、保鲜性能、物理性能、适应性、环保性以及包装成本等多方面因素。在实际选择时，可以咨询专业的食品包装供应商或相关机构，进行必要的测试和评估，以确保选用的包装材料符合要求。

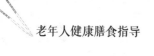

（二）不同食品对包装材料的要求

1. 食品类别　液体食品（如果汁、奶制品）通常需要使用密封性好的包装材料，以防止渗漏和氧化；固体食品（如干果、坚果）则需要耐磨性好的包装材料，以避免破损；酸性食品（如柠檬汁、酸奶）则需要耐酸性好的包装材料，以防止包装材料溶解。

2. 保鲜要求　易腐败食品（如肉类、海鲜）需要具备良好气体屏障性能的包装材料，能够阻隔氧气进入包装内部，减缓食品氧化和腐败速度；对于易受潮食品（如面粉、饼干），则需要防潮性能好的包装材料，以保持食品的质地和口感。

3. 高温要求　高温食品（如罐头食品、速食食品）需要具备耐热性好的包装材料，能够承受高温加工和灭菌过程；同时，防渗透性能也要足够，以防止包装材料与食品之间发生相互扩散。

4. 方便性要求　方便食品（如即食饭团、速冻食品）需要使用易撕开或易打开的包装材料，以便消费者迅速打开食品包装，并进行加热或食用。

5. 防腐要求　含有较高油脂或酸碱性成分的食品（如坚果、腌制食品）需要耐脂肪或耐酸碱的包装材料，以避免食品与包装材料发生反应导致变质。

6. 透明度要求　对于某些食品（如糖果、糕点），透明的包装材料能够让消费者清晰地观察到食品的外观和质量。

（三）包装材料的使用注意事项

1. 食品安全性　选择符合国家食品安全法规和标准的包装材料，确保材料不会对食品产生有害物质的迁移或污染。

2. 适用性　选择适合食品类型和特点的包装材料，确保材料能够满足食品的保鲜、防潮、耐热等特殊要求。

3. 密封性　确保包装材料具备良好的密封性能，以防止食品受到外界空气、湿度和细菌的侵害，从而保持食品的新鲜度和品质。

4. **耐热性** 针对高温食品或需要进行高温加工的食品，选择耐高温的包装材料，确保材料不会因高温变形、溶解或释放有害物质。

5. **耐寒性** 对于需要冷冻或低温储存的食品，选择耐低温的包装材料，以避免材料的脆化、变形或降解。

6. **包装层次** 根据食品的性质和要求，选择合适的包装层次和结构，例如添加内层袋以避免食品与外包装直接接触。

7. **防潮性** 针对易受潮的食品，选择防潮性能好的包装材料，并注意储存环境的湿度控制。

8. **包装印刷** 食品包装上的印刷文字和图案应符合相关法规，不得包含误导性信息或虚假宣传；印刷使用的油墨和染料应安全无毒。

9. **包装检查** 在使用包装材料之前，进行全面的包装检查，确保包装材料完整、无破损、无异味等问题，以确保食品的安全性。

10. **环保性** 选择可回收、可降解或环境友好的包装材料，减少对环境的影响，并积极参与包装材料的回收和再利用。

四、冷冻与解冻的正确方法

（一）食品冷冻前的准备工作

1. **清洗** 将需要冷冻的食品进行彻底清洗，并去除表面污垢和细菌，以避免冷冻过程中因脏污受到污染。

2. **切割** 根据需要，将食品进行适当切割、分割或去壳操作，以便更好地保存、加工或使用。

3. **包装** 将需要冷冻的食品放入适合的冷冻盒、袋等容器中，并在包装中留出足够空间，以避免食品之间粘连；同时，尽可能将多个小食品分装入单个容器，以便于管理和使用。

4. **标注** 在食品包装上标注食品名称、数量、生产日期和保质期等重

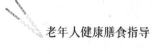
老年人健康膳食指导

要信息，以便于管理、使用和追溯。

（二）食品冷冻的正确方法

1. **冷却**　在冷冻之前，将包装好的食品放置在冰箱的冷冻室，以尽快降低食品温度。注意，不要将大量的热食品直接放入冷冻室，以免影响其他食品的冷冻效果。

2. **分层冷冻**　对于大块或厚度较大的食品，建议分层冷冻。将食品分成薄片、小块或适合冷冻的大小，放在冷冻盘或托盘上，保持食品之间有一定的空隙，这样可以加快冷冻速度，并确保整个食品都能充分冷冻。

3. **冷冻温度与时间**　将食品置于冷冻室，冷冻温度控制在 -18℃以下，这是食品长期保持最佳质量和安全性的温度。根据食品的种类和大小，确定适当的冷冻时间，通常是几小时至几天。

4. **避免频繁打开门**　在冷冻食品的时候，尽量避免频繁打开冰箱门，这样可以减少冷空气流失，保持冷冻室的稳定温度。

5. **合理摆放**　将冷冻食品以整齐、有序的方式摆放在冷冻室中，避免堆积过高或阻塞空气循环的情况，这样有利于保证冷冻效果和食品质量。

（三）食品解冻的正确方法

1. **冷藏解冻**　将需要解冻的食品放入冰箱的冷藏室中进行缓慢解冻。这是最安全可靠的解冻方法，可确保食品在低温环境下解冻，从而减少细菌生长的风险。根据食品的大小和厚度，解冻时间通常为数小时至数天。请确保将食品放在容器或盘子上，以防止解冻过程中的污染。

2. **冷水解冻**　适用于急速解冻的情况，尤其是对于较小的食品块。将密封包装好的食品放入冷水中，水温要保持在 4℃以下，以确保解冻过程中食品保持在安全温度范围内。同时，需要定期更换冷水，以防止水温升高并维持解冻效果。解冻时，务必确保容器完整密封，以防止食品与水接触。

3. **微波解冻**　如果有紧迫的时间需求，可以使用微波炉进行部分解冻。但需要小心操作，以免食品过度加热和局部解冻。请按照微波炉的使用说明和食品包装上的指示进行操作。

4. **注意事项**

（1）尽量不要将食品放置在室温下解冻，这样容易导致细菌滋生并增加食品污染的风险。

（2）多次冷冻和解冻会降低食品质量和口感。因此，尽量规划好所需食品数量，避免多次冷冻与解冻。

（3）解冻后的食品应尽快食用，避免长时间放置在室温下。如果解冻后的食品没有食用完毕，可进行烹饪后再进行冷藏保存，但要注意食品的存放时间和质量。

（4）在解冻食品时，要注意与其他食品的交叉污染。避免生肉与其他食材接触，可以使用密封袋或不同的容器来隔离食材。

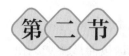

食品烹饪和加工的卫生条件

一、厨房清洁和消毒

（一）清洁和消毒的重要性

厨房清洁和消毒是确保食品安全和防止食物传播疾病的关键步骤。

1. **预防食物污染**　厨房是食品准备和处理的核心区域，如果不进行清洁和消毒，细菌、病毒、寄生虫等微生物可能会在各类物品表面、器具、设备和食材上滋生和繁殖，进而引发食物污染和传播食源性疾病。

2. **保障食品安全**　定期进行厨房清洁可以有效降低食品受到外界微生物的污染和风险。清洁工作包括清除食材残渣、油脂、污垢以及各类物品表面的污染物，使厨房环境更加卫生和安全。厨房是各类食材和工具频繁接触的场所，如果不及时清洁和消毒，就容易造成交叉污染。交叉污染是指不同食材或物品之间相互传播微生物的现象，通过清洁和消毒，可以减少或阻断这种传播路径，降低交叉污染的风险。

3. **提升食品质量**　厨房的清洁和消毒也有助于提升食品质量。

（二）清洁工具和材料的准备

在进行厨房清洁时，准备适当的清洁工具和材料非常重要。

1. **清洁剂和消毒剂**　可使用多用途清洁剂来清洁各类物品表面，如台面、炉灶、洗涤池等；消毒剂可用于杀灭细菌和病毒，保证厨房卫生。

2. **洗碗液和海绵**　用来清洁餐具、厨具和器皿。选择具有去油污、彻底清洁效果的洗碗液，并配备适合的海绵或刷子，以保持餐具的清洁和卫生。

3. **抹布和纸巾**　抹布用于擦拭厨房各类物品表面、器具和设备，而纸巾则用于清理一次性污渍和迅速吸收溢出物。选择吸水性好、易清洗的抹布，并备足纸巾供使用。

4. **刷子和刮板**　刷子和刮板可用于清洁油污、顽固污渍和积存的食物残渣。根据不同面料和表面的需要，选择适合的刷子和刮板。

5. **垃圾袋**　清理厨房过程中会产生一定数量的垃圾和废弃物，因此备足足够数量的垃圾袋是必要的。确保垃圾袋耐用、易于封口，并符合卫生要求。

6. **防护手套和口罩**　厨房清洁可能接触到化学物质和污染物，为了保护自身健康和安全，使用防护手套和口罩也是必要的。

7. **清洁工具存放盒**　选用一个易于存放清洁工具的盒子或篮子，可以保持工具整齐有序，方便使用时寻找和存放。

除上述工具和材料外，还应根据实际情况考虑其他细节，如烤箱清洗剂、不锈钢清洁剂等特殊清洁产品。请注意，在使用清洁剂和消毒剂时，须遵循使用说明和注意事项，并确保儿童等易受伤者保持在安全距离。

（三）厨房清洁的步骤和方法

1. **准备工作**　穿戴合适的防护手套和口罩，确保个人安全。收拾杂物，清空台面和厨房表面，并将不需要清洁的物品移除。

2. **清理垃圾和食材残渣**　清空垃圾桶和废物容器。将剩余的食材残渣倒入垃圾袋中，并将其丢弃。

3. **清洁厨房器具和餐具**　将碗、盘、刀具等餐具浸泡在温水中，加入适量洗碗液，并用海绵或刷子彻底清洗。特别关注油脂和污渍较多的区域，使用刮板或刷子进行清洁。冲洗餐具，并用干净的抹布擦干。

4. **清洁台面和炉灶**　使用清洁剂和湿抹布清洁台面，包括厨房油烟机、炉灶等表面。注意清洗角落和边缘。如果有顽固油渍，可使用专用厨房清洁剂或去污粉进行清理。注意不同材质的台面和炉灶要使用相应的清洁工具，以避免损坏。

5. 擦拭冰箱、微波炉和其他电器　将电器断电后，使用湿抹布或纸巾擦拭冰箱的外部和内部表面，包括抽屉和架子。如果发现有异味，可以用稀释的白醋或柠檬水擦拭冰箱内部，然后用清水擦拭干净。对于微波炉，先用湿抹布擦拭外部，然后用温水和洗碗液擦拭内部。

6. 清洁洗涤池和水龙头　使用清洁剂和海绵或刷子清洁洗涤池和水龙头。如果有水垢，可以使用柠檬汁或白醋处理。

7. 清洁地板　扫除地板上的食材残渣和杂物。使用清洁剂和拖把清洁地板，特别是厨房入口、水槽周围和易脏区域。在清洁过程中，注意不要让地板太湿或太滑，以免发生意外。

8. 清洁工具　清洁完成后，用清水冲洗海绵、抹布、刷子等清洁工具，并晾干。定期更换海绵、抹布和刷子等易滋生细菌的清洁工具，保持卫生。

9. 定期清洁　建立定期清洁的计划，根据实际情况决定每周或每月的清洁频率。维护良好的清洁习惯，定期清洗厨房，可以减少日常清洁的工作量。

二、食材的选择和处理

（一）食材选择的原则和注意事项

食材选择对每一道美食都至关重要，正确的选择能够保证菜品口感、营养价值和健康安全。确保所选食材是新鲜和无污染的。如肉类、鱼类等需要查看生产日期或保质期，避免过期或变质。蔬菜水果等则要注意是否有斑点、腐烂等现象。在购买时要选择正规的销售渠道，在食用前进行必要的清洗和消毒。食材应该具有丰富的营养成分，包括蛋白质、碳水化合物、脂肪、维生素和矿物质等。在购买时要根据自己的需要选择含有高营养成分的食材。注意多样化的饮食结构。每种食材都有自己不同的营养成分，在饮食中要适当摄入蔬菜、水果、粮食、肉类和蛋类等各种食材。食材应该有良好的口感和质感，能够满足人们的味蕾需求。在选择食材时，要根据不同的菜品需要选择不同的食材，如煮汤通常选择肉骨、海鲜等有鲜味的原材料，烧菜则会选用具有嚼劲的食材。饮食选择也应该考虑环保因素。选择有机蔬果、草饲牛肉等环保食物能够更好地保护环境和未来。

（二）食材处理前的准备工作

在烹饪过程中，做好食材处理前的准备工作非常重要，能够确保食材的安全卫生，并保证菜肴口感和质量。在食材处理前，必须确保厨房环境清洁卫生，包括清洗台面、刀具和烹饪用具等。食材处理需要使用各种器具，必须彻底清洗消毒后使用。例如，切菜板、刀具、抽屉、碗盘等。食材需要彻底清洗和处理，包括洗涤、脱皮、去壳、去骨等。食材应该放置在新鲜干净的盘子或碗中，以防止交叉污染或混淆。准备好食材后，要开始准备调料和作料等。全部准备好后再开始烹饪。根据不同的菜品和食材，选择合适的烹饪方式，如煎、炒、煮、蒸等，并确保自身技能足以胜任这些烹饪技巧。在开始烹饪前，应将一切杂物清理干净，确保厨房环境安全卫生；在结束烹饪后，应将未使用的原料存放妥当，并将用过的器具清洗消毒，妥善处理。

（三）食材的加工和烹饪技巧

食材的加工与烹饪技巧是烹饪过程中至关重要的一环，直接影响菜品的口感、外观和质地。

1. **切丁 / 切片 / 切条**　这些是最常见的切割方式，适用于各种蔬菜、水果、肉类和鱼类等食材。切丁是将食材切成小块，一般边长约为 0.5 ~

1cm。切片是将食材切成薄片，可以根据需要调整厚度。切条是将食材切成长条状，一般边长约为 0.5 ~ 1cm，长度可以根据需要进行调整。

2. **榨汁** 适用于榨取水果、蔬菜等食材的汁液。可以使用榨汁机或搅拌机进行榨汁，先将食材切成合适大小的块状，然后放入榨汁机中进行榨取。

3. **炒** 炒菜是最常见、最基本的烹饪技巧之一，适用于各种食材。先将食材切成适当大小或形状，加入锅中用油进行快速翻炒，以保持食材的鲜嫩和营养。炒菜时注意火力掌握，火候过大可能导致食材变老、过熟，过小则无法炒出香味。

4. **蒸** 适用于肉类、鱼类、豆腐等食材，能够保持食材的鲜嫩和滋味。先将食材处理干净，放入蒸锅上屉或碗中，加热蒸熟即可。蒸的时间和火力要根据食材的种类和厚度进行调整，以确保蒸熟但不过熟。

5. **煮** 煮是将食材放入水或汤中煮熟的烹饪方式，适用于米饭、面条、汤等食材。根据需要的口感和时间要求，掌握好火候，避免食材过熟或过生。

6. **煎** 煎是在平底锅或炒锅中用少量油将食材煎至表面金黄酥脆的烹饪方式。适用于肉类、鱼类、蔬菜等食材，可以提升食材的口感和香味。

7. **烤** 烤是将食材放入烤箱或烤架上进行加热的烹饪方式，适用于肉类、海鲜、蔬菜等食材。烤的时间和温度要根据食材的种类和大小进行调整，以确保食材烤熟但不过干。

（四）储存和保存食材的方法

1. **蔬菜** 蔬菜在储存前需要清洗干净，并确保表面干燥，避免过多的水分导致腐败。大部分蔬菜适宜放置在冰箱的蔬菜保鲜室中，温度一般在 0 ~ 4℃。硬质蔬菜（如胡萝卜、土豆）可以冷藏保存，而嫩叶蔬菜（如菠菜、生菜）则最好在冷藏前先用湿纸巾包裹好。部分蔬菜也可进行冷冻保存，但在冷冻前需要进行切块或焯水处理。

2. **水果**　水果的储存方式因种类而异。大部分水果最好保存在室温下，避免放入冰箱，如苹果、梨等可以放在通风处的室温环境下保存。快速成熟和易腐烂的水果（如香蕉、草莓）可以放入冰箱以延长保鲜时间，但需注意冰箱温度不宜过低。

3. **肉类和海鲜**　生鲜的肉类和海鲜最好在购买当日食用，如果无法及时食用，应尽快进行储存。将肉类和海鲜放入密封袋中，并确保包装完整，避免与其他食材接触。新鲜的肉类和海鲜可以放入冷藏室冷藏，而需要保存更久的则应冷冻储存。冷冻肉类和海鲜时要注意分装适量，避免多次解冻和冷冻，影响食材质量。

4. **干货和杂粮**　豆类、米面、坚果等最好保存在阴凉、干燥、通风的地方，避免受潮发霉。干燥剂可以放入容器中吸湿，保持食材的干燥状态。部分杂粮（如大米、小米）也可以进行真空包装，以延长保鲜时间。

5. **调味品和罐头**　一般可以放置在室温环境下保存，但需避免阳光直射。开封后的调味品应尽量密封保存，罐装食材应将剩余部分转移到干净的容器中。

三、炒菜、炖汤和蒸煮的注意事项

（一）炒菜的注意事项

1. **准备工作**　先将所有蔬菜清洗干净，切好并备好所有调料（如酱油、盐、糖、醋、葱姜蒜等），以免在炒菜过程中中断工作。

2. **加油**　不同的油适合不同的做法，但在大部分情况下，菜肴需要足够的油来确保炒出香味和口感。一般建议使用植物油，如花生油、玉米油等。

3. **控制火候**　炒菜最重要的是控制好火候，否则会影响食材的质量和成品味道。一般在大火热锅后，加油到八成热左右，然后放入食材翻炒，最后快速拌入调料即可。

4. **翻炒技巧** 翻炒时，建议用铲子推动食材，避免翻动，这样可以让食材受热均匀且易于熟化。同时，还要注意不要炒过头，以免食材失去口感和营养。

5. **调味** 在翻炒时需要根据食材的咸淡程度加入相应调料，一般建议先加盐、糖等基本调味料，再根据各菜品的特点和口味添加其他调料，以便掌握好调料比例。

6. **安全措施** 炒菜要注意安全，以免油迸溅伤到自己或者导致火灾。建议使用长柄铲，同时保持厨房空气流通，避免过度烟雾和油烟。

（二）炖汤的注意事项

炖汤是一种很多人喜欢的烹饪方式，既美味又有营养。

1. **选择材料** 炖汤的材料最好是肉类和蔬菜的搭配，因为不同材料可以相互补充，提高汤的营养价值。比较适合炖汤的肉类有猪骨、牛骨、鸡腿等，蔬菜则可以选用萝卜、玉米、南瓜等。

2. **准备工作** 将选好的材料清洗干净并在烤箱中烤一下，以去除杂质和杀菌消毒。此外，建议在炖汤前将材料洗净泡水，血水清洗干净，以便提高口感和汤的味道。

3. **添加调料** 炖汤时需要根据个人口味加入适量调料，如盐、胡椒粉、姜等。在添加调料之前，建议先焯一下食材，这样可以避免杂质进入汤中影响口感。

4. **控制火候** 炖汤需要低温慢炖，以便让食材中的营养充分释放。一般建议选择一个较大的汤锅，将材料和调料放入，然后大火烧沸后转小火炖制，每隔一段时间搅拌一下，以便让各种食材充分融合。

5. **炖制时间** 不同食材需要不同的炖制时间，通常炖汤的时间为 1~3 个小时，以充分提取汤的味道和营养成分。但时间也不宜过长，以免影响口感和营养。

6. **安全措施** 炖汤时需要注意安全，避免发生爆锅或者水滴溅到身体上。建议使用大一点的汤锅，同时注意加足水，以免因水量不足导致烧干锅底。

另外，在炖汤的过程中要始终关注火候，以免炖过头导致水分挥发太多。

（三）蒸煮的注意事项

蒸煮是一种温和的烹饪方法，能够保留食材的原汁原味和营养成分。

1. **材料选择** 蒸煮适合各种食材，如鱼肉、蔬菜、豆腐等。选用新鲜、质量优良的食材，可以确保蒸出的菜肴口感好、味道鲜美。

2. **蒸锅准备** 选择适用的蒸锅，最好是有透气孔的花纹蒸锅或竹篮屉，以便蒸汽顺畅通透。在使用前要清洗干净，确保卫生。

3. **水量控制** 蒸的时候要加足够的水，但不要超过蒸锅容量，以免水煮溢出影响蒸煮效果。根据食材不同，适度调整水量。

4. **火候掌握** 将水烧沸后再放入食材进行蒸煮，火候要适中。初次放入食材时可使用大火，待水重新烧开后转小火蒸煮。一般情况下，鱼肉和蔬菜需要蒸 5 ~ 10 分钟，肉类需要更长时间，具体蒸煮时间根据食材的大小和种类而定。

5. **保持原味** 蒸煮是为了保留食材的原汁原味，因此不宜过度添加调料。可在蒸煮后根据个人口味加入适量调味料，给菜品增添味道。

6. **蒸锅盖的处理** 蒸锅盖上的水汽会形成水珠，打开蒸锅盖时要小心，以免流下的水滴溅到身体。打开蒸锅盖时要远离自己的脸部，避免热腾腾的蒸汽伤到皮肤。

7. **安全注意** 在蒸煮过程中要注意火候和蒸汽，以免烫伤。同时，要确保蒸锅稳固，避免蒸锅倾斜或翻倒。

四、食品加工中防止交叉污染

（一）分工和专用工具

交叉污染指的是不同食材或物品之间相互传播细菌、病毒、过敏原等有害物质的现象。为了有效控制和预防交叉污染，可以采取以下措施：

1. **分工原则** 根据不同的加工环节，将食品加工区域划分为原料处理区、烹饪区、包装区等不同区域。

2. **工具分配** 为每个区域配备相应的工具和设备，确保其只在特定区域内使用，不跨区域使用。切菜板：根据不同的食材类型选择专用的切菜板，如生肉、熟肉、蔬菜等，避免食材间的交叉污染。必要时，可以使用颜色编码或标签来区分不同的切菜板。刀具：根据不同的任务和食材，使用专门的刀具，避免不同食材间的交叉污染。同时，要定期清洁和消毒刀具。

3. **厨房用具** 为不同的区域或任务配备专用的锅、铲子、勺子等，确保其在特定区域内使用，避免交叉使用导致污染传播。

4. **手套** 加工食品时，工作人员应佩戴适当的手套，可以选择一次性手套，每次更换新的手套，以防止细菌或其他污染物的传播。

（二）清洁与消毒

1. **清洁**

（1）在进行清洁操作前，需做好准备工作。将食材、餐具和设备等分开，清除工作台上的杂物。首先进行干预清洁，用干净的刷子或抹布擦拭油垢、污渍和食材残渣等。清洁过程中要确保彻底、均匀地清除污渍。

（2）选择适当的清洗剂，并按照指导说明正确使用。将清洗剂溶解于水中制成清洁液，对加工设备、工具、容器等表面进行擦洗或浸泡清洗。清洗剂清洗后，再次使用清水彻底冲洗，确保清洗剂残留物被彻底清除。

2. **消毒**

（1）根据实际需要选择适当的消毒剂，如氯己定、过氧乙酸、次氯酸钠等，根据使用说明正确配置消毒剂浓度，将食材、设备等浸泡在消毒液中一定时间，以确保消毒效果。

（2）根据实际情况，设定定期消毒的频率，如每天、每周或每月进行一次彻底消毒。

（3）消毒时要确保室内通风良好，避免消毒剂残留，影响食品安全。

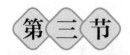

药物与食物的相互作用

一、常见药物对食物的影响

常见药物对食物的影响通常分为以下几个方面：

1. **吸收** 某些药物可能会影响食物的吸收，或者受食物影响而吸收率发生变化。例如，某些抗生素类药物在与乳制品一起服用时，乳制品中的钙会与药物形成难溶性盐类，从而降低药物的吸收效果。因此，在服用药物期间，应注意避免与特定食物相互影响。

2. **代谢** 有些药物会干扰身体内的代谢过程，从而影响食物的代谢和利用。例如，一些降血糖药物会影响体内胰岛素的分泌或作用，改变血糖水平的调控。这可能导致血糖波动，进而影响人体对食物中碳水化合物的消化和利用过程。

3. **营养素** 某些药物在长期使用过程中，可能会干扰身体对特定营养素的吸收、利用或代谢。例如，某些降脂药物会降低脂溶性维生素（如维生素 D、维生素 E）的吸收。另外，一些激素类药物可能会影响骨骼矿物质的代谢，进而影响钙的吸收和利用。

4. **食欲和口感** 某些药物会影响食欲和口感，从而对饮食习惯和食物选择产生影响。例如，某些抗生素会导致味觉异常或食欲不振，使人体对食物的口感变得不同寻常。此外，一些抗抑郁药物还会影响人们的食欲、饥饿感或饱腹感，进而影响对食物的摄入量和选择。

需要注意的是，药物对食物的影响是多种因素综合作用的结果。药物与食物之间的相互作用非常复杂，且个体差异较大，因此在使用药物的过程中，最好遵循医生或药师的指导，以获取具体的药物与食物相互作用信息，保证用药安全和有效性。

二、药物与营养素的相互作用

药物与营养素之间的相互作用可以有多种形式，包括以下几个方面：

1. **药物干扰营养素的吸收** 某些药物可能会干扰身体对营养素的吸收。例如，一些降胆固醇药物（如贝特类药物）可能会降低脂溶性维生素（如维生素 D、维生素 E 等）的吸收效率。此外，某些抗酸药（如质子泵抑制剂）可能会影响钙、镁、铁和维生素 B_{12} 等的吸收。

2. **药物干扰营养素的代谢** 某些药物可能会干扰身体对营养素的代谢过程。例如，一些抗癫痫药物可能会增加维生素 D 的代谢速率，从而需要更高剂量的维生素 D 补充。另外，一些激素类药物（如糖皮质激素）可能会影响钙的代谢，导致骨质疏松和钙平衡失调。

3. **药物与营养素的相互竞争** 某些药物和营养素可能在身体内发生竞争作用，导致吸收或利用受到影响。例如，某些抗生素和铁制剂可以相互竞争吸收，因此在同时使用时需要注意用药时间间隔。此外，某些药物可能会与特定营养素形成难溶性盐类，降低其吸收效果。

此外，一些药物可能会影响食欲、饥饿感和饮食行为，从而对营养摄入量和选择产生影响。

三、药物对老年人的副作用

药物在老年人中的使用可能会出现一些特殊的副作用和需要注意的用药时间，具体如下：

1. **副作用增加** 老年人由于生理功能和代谢能力下降，对药物的敏感性通常较高，因此可能出现更多的药物副作用。一些常见的副作用包括消化不良、嗜睡、易疲劳、头晕、平衡问题、心率变化等。此外，老年人可能更容易发生药物过敏反应。

2. **药物相互作用**　老年人常常需要同时服用多种药物来管理慢性疾病，这增加了药物之间相互作用的风险。一些药物的相互作用可能会导致药效增强或减弱，甚至出现不良反应。

3. **肾功能减退**　随着年龄增长，老年人的肾功能逐渐下降，影响药物的排泄和清除速度。一些药物在肾功能减退时需要调整剂量或增加给药间隔，以避免药物积蓄和毒副作用。

四、用药时间注意事项

老年人的用药时间可能需要特别考虑，以最大限度地减少不良反应和提高药物疗效。例如，某些药物可能会导致嗜睡或困倦，因此最好在晚上就寝前服用。另外，鉴于老年人可能存在较多的晨起排尿需求，一些药物（如利尿剂）最好在早上或白天服用，以免夜间频繁排尿。

五、合理搭配药物和饮食

合理搭配药物和饮食可以提高药物疗效，最大限度地减少药物和食物之间的不良反应。

1. **在用药前咨询医生或药师**　在使用任何药物之前，最好向医生或药师咨询药物的使用、剂量、时间和禁忌等问题。此外，如果患者有特殊的饮食习惯或过敏反应，也需告诉医生或药师。

2. **注意特殊用药要求**　一些药物需要在空腹下或餐前使用，而某些抗酸药物则需要在餐后使用。在用药期间，应尽量避免饮用含咖啡因的饮料（如咖啡、茶和可乐），以免影响药物吸收效果。

3. **避免药物和特定食物相互作用**　一些药物可能会与某些食物相互作用，导致药效降低或产生不良反应。例如，某些针对心脏病的药物可能会与含酪氨酸的食物相互作用，从而引起心律失常。因此，在使用这些药物时，应尽量避免食用含酪氨酸的食物（如巧克力、奶酪和香肠等）。有些食物还可以影响药物的代谢和排泄速率，从而影响药物疗效。例如，葡萄柚汁可以干扰某些药物的肝脏代谢过程，导致药物积累和不良反应增加。

4. **合理分配药物和饮食时间**　一些药物会影响食欲或引起胃部不适，例如抗癌药物和化疗药物等。在使用这些药物时，应尽量采取小而频繁的餐食，避免在药物的最佳吸收或代谢时段内进食。

5. **合理搭配饮食和药物**　有些食物可以提高药物的疗效、减少不良反应或帮助减轻病情。例如，摄入足够的蛋白质和维生素可以帮助增强免疫力，从而提高抗病能力。

在使用药物的同时，应根据药物性质和个人情况合理搭配饮食，以促进身体健康。

第十章

老年人的饮食习惯

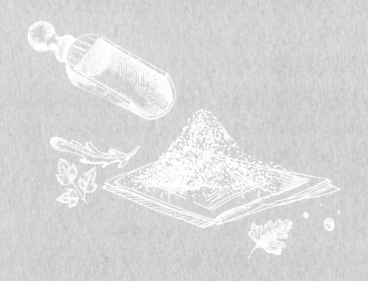

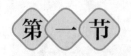

饮食习惯的形成

《中国居民膳食指南（2022）》（以下简称《指南》）指出，我们每天摄入机体代谢必需的营养物质主要包括六大类：蛋白质、碳水化合物、脂肪、维生素、矿物质和水。平日饮食要注意种类多样，每天宜吃 12 种以上食物，每周吃 25 种以上。还要合理安排一日三餐，定时定量。三餐中两餐的间隔以 4～6 小时为宜。早餐安排在 6:30～8:30，午餐 11:30～13:30，晚餐 18:00～20:00 为宜。规律三餐有助于控制体重，降低肥胖和糖尿病的发生风险。并且还要将运动融入生活当中，这样不仅能消耗过量的热量，还可以促进食欲。《指南》还建议形成"东方健康膳食模式"，即食用丰富的蔬菜、水果，常吃鱼虾等水产品、大豆制品和奶类，烹调清淡少盐等。

一、我国各地区饮食习惯

我国是饮食文化大国，由于受地理、文化、气候环境等多方面影响，饮食习惯也大不相同，根据不同的烹饪手法、饮食偏好，我国的菜系可分为八大菜系：鲁菜、川菜、粤菜、闽菜、苏菜、浙菜、湘菜、徽菜。

（一）鲁菜

鲁代表山东地区，其中又分为济南菜、孔府菜及其他菜品。济南菜以清香、脆嫩、味厚纯正而著称，特别精于制汤，清浊分明。孔府菜做工精细，烹调技法全面，尤以烧、炒、煨、炸、扒见长，而且制作过程复杂。

以煨、炒、扒等技法烹制的菜肴，往往要经过三四道程序方能完成。胶东风味亦称福山风味，包括烟台、青岛等胶东沿海地方风味菜。该菜精于海味，善做海鲜，珍馐佳品，肴多海味，且少用作料提味。

代表菜：葱烧海参、糖醋鲤鱼、九转大肠等。

（二）川菜

川菜主要代表四川地区的饮食习惯，讲究色、香、味、形，在"味"字上下功夫，以味的多、广、厚著称。川菜口味的组成，主要有"麻、辣、咸、甜、酸、苦、香"7种味道，有麻辣、酸辣、红油、白油等几十种各具特色的复合口味。

川菜在烹调方法上，善于根据原料、气候和食者的要求，具体掌握，灵活运用，现在流行的有炒、煎、炸、烧、腌、卤、煸、泡等30余种。在烹调方法中，特别以小煎小炒、干烧干煸见长。

代表菜：干烧岩鲤、鱼香肉丝、宫保鸡丁、麻婆豆腐等。

（三）粤菜

粤菜代表了广东地区的饮食习惯，由广州菜、潮汕菜、客家菜组成。其特点是丰富精细的选材和清淡的口味。粤菜可选原料多，讲究原料的季节性，"不时不吃"。除了选原料的最佳肥美期之外，粤菜还特别注意选择原料的最佳部位。粤菜味道讲究"清、鲜、嫩、滑、爽、香"，追求原料的本味、清鲜味。粤菜调味品种类繁多，遍及酸、甜、苦、辣、咸、鲜，但只用少量的姜葱、蒜头做"料头"，很少用辣椒等辛辣性作料，也不会大咸大甜。这种追求清淡、鲜嫩、本味的特色，既符合广东的气候特点，又符合现代营养学的要求，是一种科学的饮食文化。

代表菜：白切鸡、烧鹅、烤乳猪、红烧乳鸽、蜜汁叉烧等。

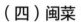

（四）闽菜

闽菜代表福建一带的饮食习惯，以福州菜为代表，素以制作细巧、色调美观、调味清鲜著称。闽菜以海鲜类为主，口味方面则咸、甜、酸、辣、香具备，咸的调味品有虾酱、虾油、豉油等；甜的有红糖、冰糖等；酸的有白醋、荞头等；辣的有胡椒、芥末等；香的有五香粉、八角、桂皮等。

闽菜的烹调方式多样，包括煎、炸、炝（如煮）、烤、炖、拌、醉、卤、扒、糟、煨、熘、炒、熏、焖、腌、炝等，其中最具特色的是糟，有扛糟、炝糟、爆糟、炸糟之分。

代表菜：佛跳墙、鸡汤氽海蚌、七星鱼丸、福州线面、蚝仔煎等。

（五）苏菜

苏菜代表了江苏一代的饮食习惯，主要有苏州、扬州及淮安地区的菜品。具有如下特点：一是选料严谨，制作精细；二是擅长炖、焖、煨、焐、蒸、烧、炒等烹饪方法；三是口味清鲜，咸甜得宜，浓而不腻，淡而不薄；四是注重调汤，保持原汁。苏州菜口味趋甜，刀工精细，火候精微，色调清新，造型别致，突出主料，强调本味，清淡可口，适应面宽，尤以擅长制汤而著称。

代表菜：大煮干丝、扬州狮子头、叫花鸡、水晶虾仁等。

（六）浙菜

浙菜主要代表浙江地区（古时候是江南地区）的饮食习惯，江南素有"鱼米之乡"的美誉。浙江菜主要由杭州、宁波、绍兴、温州四支地方风味菜组成。

浙菜有如下几大特征：一是用料广博，配伍严谨。主料注重时令和品种，配料、调料的选择旨在突出主料、增益鲜香、去除腥腻。二是刀工精细，形状别致。三是火候调味，最重适度。四是清鲜嫩爽，滋、味兼得。

五是浙菜四支，风韵各具。

代表菜：锅烧鳗、彩熘黄鱼、辣汁茄丝等。

（七）湘菜

湘菜代表湖南地区的饮食习惯，以腴滑肥润为主，多将辣椒当主菜食用，不仅有北方的咸，也有南方的甜。湘菜特别讲究原料的入味，技法多样，有烧、炒、蒸、熏等方法。湘菜的特殊调料有豆豉、茶油、辣油、辣酱、花椒、茴香、桂皮等。湘菜素以辛辣、咸香著称。

代表菜：辣椒炒肉、小炒黄牛肉、回锅牛肉等。

（八）徽菜

徽菜代表安徽地区，特别是徽州的饮食习惯，明清时期一度居于八大菜系之首。徽菜的烹饪技法包括刀工、火候和操作技术，徽菜之重火工是历来的优良传统，其独到之处集中体现在擅长烧、炖、熏、蒸类的功夫菜上，不同菜肴使用不同的控火技术是徽帮厨师造诣深浅的重要标志，也是徽菜能形成酥、嫩、香、鲜独特风格的基本手段。徽菜常用的烹饪技法有20大类50余种，其中最能体现徽式特色的是滑烧、清炖和生熏法。

代表菜：火腿炖甲鱼、腌鲜鳜鱼、黄山炖鸽等。

二、不健康的饮食习惯

（一）重口味

老年人中有相当一部分人喜欢重口味饮食，如重油、重盐、重辣，还有吃各种各样的腌制菜，这样很容易导致各种健康问题，如高盐饮食易致血压高，重油饮食易导致高脂血症，继而出现心血管问题，重辣饮食则会导致口腔、消化道问题，如发生炎症损伤甚至癌变。众所周知，腌制菜中有很多亚硝酸盐，经常食用会大大增加患癌概率，对老年人的健康危害极大。

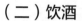

（二）饮酒

传统观念认为"小酌怡情"，但事实并非如此，世界卫生组织最新公布的酒精摄入量是每日 0ml，也就是不建议人们饮酒，特别是处于身体功能衰退的老年人，酒精进入体内 30 秒后，即可进入脑部，对脑血管及脑神经形成不良影响。长期喝酒的老年人，患老年痴呆的概率大大升高，还会导致心脏及血管平滑肌失去弹性，甚至心衰。老年人代谢功能逐渐退化，酒精对于肝脏的损伤更大，长期酗酒的人易患酒精肝、脂肪肝，甚至发生肝硬化、肝肿瘤。饮酒还会影响体内的尿酸代谢，导致高尿酸血症，诱发痛风。

（三）饮食不规律

许多老年人饮食不规律，常见的如不吃早餐或晚餐，导致胃酸等消化液分泌后得不到食物中和，侵蚀胃黏膜，易患胃病和十二指肠溃疡等疾病；没有食物刺激，胆汁也很难排出，长此以往会导致胆汁淤积，形成胆结石；还可造成胃结肠反射作用失调，产生便秘；身体排毒不畅，容易引起皮肤疾病，如痤疮等。

（四）偏食挑食

长时间偏食挑食容易导致营养摄取不平衡，出现疲劳、乏力等，甚至抵抗力下降，免疫功能失常；体内缺乏维生素或氨基酸、矿物质等，容易发生感冒、口腔溃疡，或者出现身体功能减退，如头晕、出虚汗、眼花等。

（五）吃剩饭剩菜

很多老年人有节约的习惯，不舍得倒掉吃不完的饭菜，久而久之就有吃剩饭剩菜的习惯，殊不知这种习惯正在严重危害老年人的身体健康。首先，食物存放时间过长会滋生大量细菌，长期食用易出现腹泻、便秘等不适症状，严重者会导致食物中毒，危及生命；其次，剩菜剩饭中的营养物质所剩无几，如果经常吃剩饭剩菜，无法满足身体的营养需求，长此以往会出现营养不良等情况；最后，剩饭剩菜中会产生许多硝酸盐，加大癌症发生的概率。

三、健康的饮食习惯

（一）食物多样，制作细软，少量多餐，预防营养缺乏

不少老年人牙齿缺损，消化液分泌和胃肠蠕动减弱，容易出现食欲下降和早饱现象，造成食物摄入量不足和营养缺乏，因此老年人膳食更应注意合理设计、精准营养。对于高龄、身体虚弱以及体重出现明显下降的老人，宜增加餐次，除三餐外可增加两到三次加餐，以保证充足的食物摄入。食量小的老年人，应注意在餐前和餐时少喝汤水，少吃汤泡饭。对于有吞咽障碍和 80 岁以上老人，可选择软食，进食中要细嚼慢咽，预防呛咳和误吸；对于贫血，钙、维生素 D、维生素 A 等营养缺乏的老年人，建议在营养师和医生的指导下，选择适合自己的营养强化食品。

（二）主动足量饮水，积极户外活动

老年人身体对缺水的耐受性下降，要主动饮水，每天的饮水量需达到 1 500 ~ 1 700ml，首选温热的白开水。户外活动能够更好地接受紫外线照射，有利于体内维生素 D 合成和延缓骨质疏松发展。一般认为，老年人每天应户外锻炼 1 ~ 2 次，每次 1 小时左右，以轻微出汗为宜；或每天至少走 6 000 步。注意每次运动要量力而行，强度不可过大，运动持续时间不要过长，可以分多次运动。

（三）延缓肌肉衰减，维持适宜体重

骨骼肌肉是身体的重要组成部分，延缓肌肉衰减对于维持老年人的活

动能力和健康状况极为重要。延缓肌肉衰减的有效方法是吃动结合，一方面要增加摄入富含优质蛋白质的瘦肉、海鱼、豆类等食物，另一方面要进行有氧运动和适当的抗阻运动。老年人的体重应维持在正常水平，不应过度苛求减重，体重过高或过低都会影响健康。从降低营养不良和死亡风险的角度考虑，70 岁以上老年人的 BMI 应不小于 $20kg/m^2$，血脂等指标正常的情况下，BMI 上限值可略放宽到 $26kg/m^2$。

（四）合理摄入食物，鼓励陪伴进餐

老年人每天应至少摄入 12 种食物。采用多种方法增加食欲和进食量，吃好三餐。早餐宜有 1～2 种以上主食、1 个鸡蛋、1 杯奶，另有蔬菜或水果。中、晚餐宜有 2 种以上主食，1～2 个荤菜、1～2 种蔬菜、1 个豆制品。饭菜应色香味美、温度适宜。老年人应积极主动参与家庭和社会活动，主动与家人或朋友一起进餐或活动，积极享受生活。适当参与食物的准备与烹饪，通过变换烹饪方法和食物品种，烹制自己喜爱的食物，提升进食乐趣，享受家庭喜悦和亲情快乐。对于孤寡、独居老年人，建议多结交朋友，或者去集体用餐地点（社区老年食堂或助餐点、托老所）用餐，增进交流，促进食欲，摄入更多丰富食物。对于生活自理有困难的老年人，家人应多陪伴，采用辅助用餐、送餐上门等方法，保障食物摄入和营养状况。家人应对老年人更加关心照顾，陪伴交流，注意饮食和体重变化，及时发现和预防疾病的发生、发展。

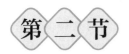

饮食习惯与心态

一、饮食对心态的影响

（一）饮食如何影响心态

人体通过肠道吸收饮食，而肠道微生物对心理健康有着直接或间接的作用：人体内的肠道菌群种类繁多，肠道微生物在消化、调节免疫功能、抵御疾病以及生产人体必需的维生素方面扮演着重要角色。肠道菌群能够直接或间接地产生神经递质和神经调节剂，这些物质与人体细胞产生的神经递质和神经调节剂完全匹配，并在人体中得到广泛应用，如多巴胺、5-羟色胺、谷氨酸、脑源性神经营养因子和 γ- 氨基丁酸等，这些神经递质能够激活肠道神经系统，经迷走神经和脊神经介导，将信号传至中枢神经系统，引发兴奋或抑制。

（二）均衡饮食的影响

抑郁、焦虑等精神问题在生活中越来越常见。药物、心理咨询等是对抗抑郁的传统治疗方式，但同时，越来越多的研究显示，健康饮食也可以预防抑郁。国外的一项研究显示，3 个月的饮食干预对中度至重度抑郁症患者有相当显著的治疗效果，饮食干预组有 32% 的患者病情得到了缓解。研究同时显示，锌、镁、维生素 B 和维生素 D₃ 等营养物质能够有效改善人们的情绪，缓解焦虑、抑郁，还有助于阿尔茨海默病患者的精神健康。也有研究表明，选择地中海饮食的人患上精神疾病的概率相对更小。

《素问·脏气法时论》提到："五谷为养，五果为助，五畜为益，五菜为充，气味合而服之，以补精益气。饮食者，人之命脉也。"意思是饮食要均衡，这样饮食的气味如酸、苦、甘、辛、咸才能入五脏六腑，补养人体精气。《素问·上古天真论》指出："法于阴阳，和于术数，食饮有节"，提倡饮食应有节律，主张"谨和五味"的饮食方式，反对"以酒为浆，以妄为常"的不良饮食习惯。如果五味太过则会伤及五脏，出现相应病变，也会影响到情志；而饮食有度则五脏调和，气血生化有源，血能养"神"，气能御"精"，精神调和则情绪稳定，心态平和、健康。

（三）不良饮食的影响

研究表明，反式脂肪酸摄入过多，容易患心血管疾病，且与抑郁症的发生有关。摄入的糖分过多，也会提高患抑郁症的风险。调查显示，精神分裂症和双相情感障碍的患者日常摄入糖分的量是同年龄段健康人群的2倍之多，精神症状越严重，摄入的糖分就越多。来自挪威的一项研究也显示，那些消费含糖饮料最多的青少年，容易受到精神疾病困扰，出现多动症和行为障碍的比例也比其他人更高。研究表明，饮用含糖饮料会增加人们患抑郁症的风险。如果每天喝1罐超过350ml的汽水（约含45g糖），患抑郁症的风险就会增加5%；如果每天喝2罐半汽水（约含98g糖），患抑郁症的风险就会上升至25%。经常吃腌制食物也容易导致抑郁症发生，因为其中的硝酸盐含量很高，不仅会破坏肠道菌群，还会造成一些炎症指标升高，影响心理健康。

中医认为，饮食不节会导致一系列情志问题。例如，一个人长期不思饮食，气血生化无源，精神得不到气血滋养，萎靡不振，思维就会变得迟缓，久之则发为痴呆；又气血不足，运行无力，导致气机郁滞，情志抑郁。又如，饮食无度，过食肥甘厚味，导致内生痰邪，日久化火，痰火扰心容易发为癫狂；痰阻咽喉，出现咽中梗阻，吞之不下、吐之不出的梅核气症状，日久导致情志抑郁，发为郁证。

二、心态对饮食的影响

心态与饮食的关系是双向的，相互影响，积极的心态不仅有利于良好饮食习惯的形成，还可以帮助纠正不良的饮食习惯，有益于身心健康；而消极的心态不仅不利于良好饮食习惯的形成，还可能导致原本的饮食习惯被扰乱。

（一）积极心态

研究表明，积极心态会影响人对健康行为的坚持，包括对健康饮食物及方法的选择。该研究纳入 63 个人，且大多数是老年人，其中高脂血症、糖尿病、高血压的占比很高，被研究者认为当自己处于积极的情绪当中，他们就有心情去做饭，并且花心思让自己吃得好且健康；积极的心态会让他们更乐于运动，形成健康的生活习惯，这又反过来想要吃得更加健康，以维持运动效果。另一项研究也表明，乐观的心态会使人更偏向于食用新鲜蔬菜、水果，沙拉，富含纤维的食物，以及低脂奶酪和牛奶等。

中医认为，五情对应五脏：肝在志为怒，心在志为喜，脾在志为思，肺在志为悲，肾在志为恐；而这五脏又分别对应五味：酸入肝，苦入心，甘入脾，辛入肺，咸入肾。情志舒畅则五脏调和，五脏调和则知五味、能饮食。

（二）消极心态

消极心态会使人的饮食混乱，导致暴饮暴食或不想吃饭，最典型的就是神经性厌食症，这些患者存在主动拒食、过度节食、服用食欲抑制药物等情况，伴随阵发性暴食、催吐。有研究表明，在学生当中一些负面情绪如抑郁、失望、压力、无聊等与暴饮暴食关系密切，且会使人发胖；除了暴饮暴食外，消极情绪还会使人吃更多不健康的食物，如炸鸡、可乐、高热量的快餐等。还有研究发现，在健康人群中，消极情绪会压抑人对食物的渴望，导致不愿进食；还会使本来通过健康饮食模式减重的人群，控制进食能力下降，导致"越减越重"。

中医认为，消极情绪会对相应脏腑产生抑制作用，导致生理功能异常，从而影响饮食。例如，过度思虑会损伤脾脏，脾胃乃后天之本，思则气结，脾胃气机涩滞则不思饮食；过度悲伤会损及肺脏，悲则气消，导致气机耗散，脾胃难以运化水谷精微，而致不思饮食；过怒则伤及肝脏，怒则气上，肝火旺盛，导致机体病理性消化功能亢盛，以致暴饮暴食，不能自控。

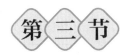

饮食习惯与社交

　　饮食是一个重要的社交方式。通过参与饮食活动，人们可以增进彼此之间的了解和信任，促进交流。在家庭、朋友、同事等社交圈子里，饮食文化也成为一种增进感情、交流信息的手段。身边的人会通过社交途径，传播对饮食的理解与看法，并且对他人产生影响。

　　1. 具有良好饮食习惯的人往往选择更加健康的食物，如更多的蔬菜、水果，较少的内脏或脂肪太高的肉类，选择脂肪含量少、优质蛋白含量高的食物，如鸡肉、鱼肉、牛肉等。烹饪方法也会选择更加健康的方式，如不再选择油炸食物，而是选择用清蒸、水煮、清炒的方法，在做饭过程中也会尽量少油、少盐，不选择过度重口味的食物，如大量的咸菜、辣椒等。也会注意相对健康合理的进食方法，如少食多餐，在运动后及时补充丢失的电解质、水分等。

　　2. 缺乏良好饮食习惯的人往往不控制油脂摄入，经常吃高油脂食物，如油炸食品、红烧肉、肉汤等；饮食结构单一，偏食挑食，营养摄取不平衡，如经常吃肉而不注意蔬果搭配，导致膳食纤维、维生素等微量元素缺乏；只吃素菜，不吃肉类，导致蛋白质摄入不足，营养跟不上；烹饪方法也不甚健康，如做饭时不注意油、盐及其他调味料的比例，过多使用煎炸的烹饪方式处理食物，等等。

　　3. 作息与饮食息息相关，规律的饮食有赖于规律的作息，推荐规律的作息如下：早上 7 点起床，吃过早餐后可做一些伸展运动，以轻柔缓和为主，如瑜伽、太极拳等，同时注意保暖；上午 10 点会有一些饥饿感，可食用少量坚果，对老年人的心脑血管十分有益；中午 12 点吃午餐，按照本书之前推荐的方法合理搭配肉、菜、蛋等的比例，尽可能食用多种食物以确保营养素的均衡；午饭后可小睡一会儿，时间控制在 30 分钟至 1 小时，时间太长导致头晕身重，不利于下午活动，时间太短精气神得不到恢复，疲劳感无法消除；醒后可以喝点儿茶提神，接着去户外锻炼，晒晒太阳，适当增加运动量以促进新陈代谢；下午 4 点可以吃些水果以补充维生素和碳水化合物；晚上 6 ~ 7 点吃晚餐，宜清淡、七八分饱即可，吃得太饱，胃肠消化系统的压力会很大，晚上入睡困难；吃完晚饭后建议散散步，到了 9 点左右，平缓情绪，即可准备睡觉了。

主要参考文献

[1] 郝志阔，郑海云，李超 . 营养配餐与健康管理 [M]. 北京：中国质检出版社 ,2019.

[2] 翟向阳 . 健康教育学 [M]. 重庆：重庆大学出版社 , 2018.

[3] 严仲铠，丁立起 . 中华食疗本草 [M]. 北京：中国中医药出版社 , 2018.

[4] 冷方南，王凤岐，王洪图 . 中华临床药膳食疗学 [M]. 北京：人民卫生出版社 , 1993.

[5] 樊振江，李少华 . 食品加工技术 [M]. 北京：中国科学技术出版社 , 2013.

[6] 昆明市科学技术局 . 食品安全知识 [M]. 昆明：云南科技出版社 , 2018.

[7] 李晓彬，任艳萍 . 老年营养与膳食指导 [M]. 成都：西南交通大学出版社 , 2020.

[8] 柳启沛 . 老年营养与食疗 [M]. 上海：复旦大学出版社 , 1999.

[9] 陆惠华，方宁远 . 老年医学新概念 [M]. 上海：上海交通大学出版社 , 2021.

[10] 王玉平，高杨 . 预防医学 [M]. 武汉：华中科技大学出版社 , 2010.